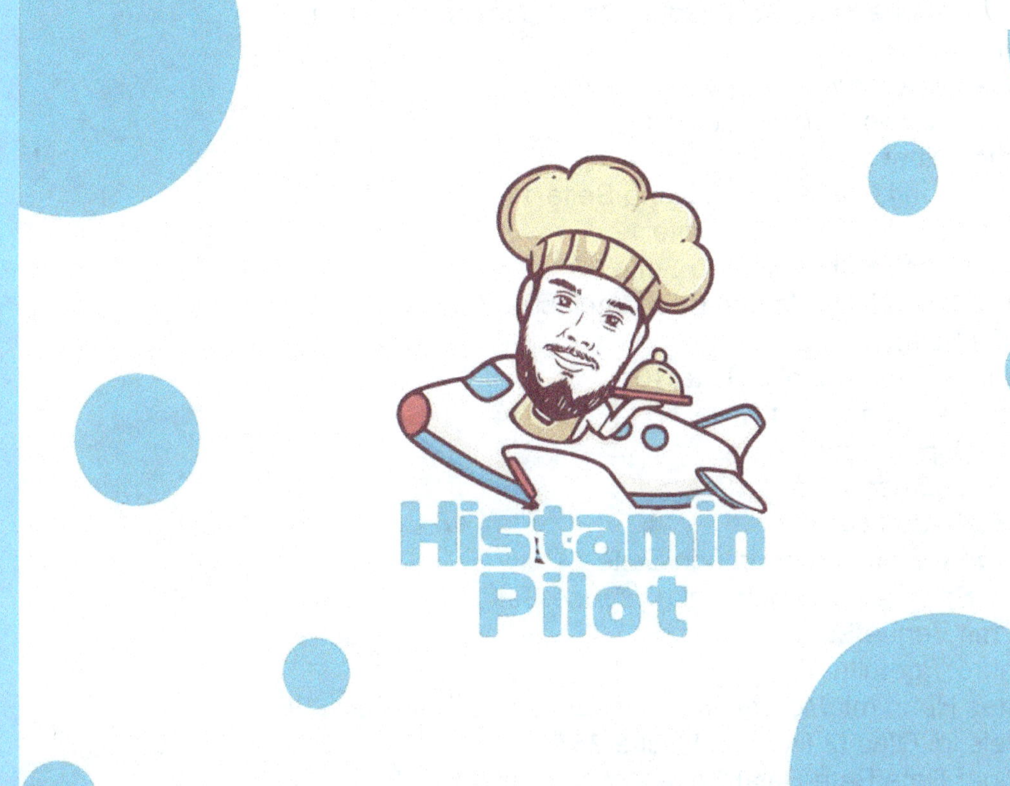

Sie suchen leckere Rezepte und kochen gerne ?
Haben Sie die Hoffnung aufgegeben, dass histaminarmes Essen
auch ein Genuss und kein Zwang sein kann?
Dann haben wir für Sie die Lösung!
Unsere Rezepte sind histaminarm, milch- und sojafrei und ein
Geschmackserlebnis für die ganze Familie.

2. Auflage Juli 2020 mit über 100 Rezepten.

Besuchen Sie uns auf :

https://histaminpilot-1.jimdosite.com.

Inhaltsübersicht großes Kochbuch, aktuell 107 Rezepte:

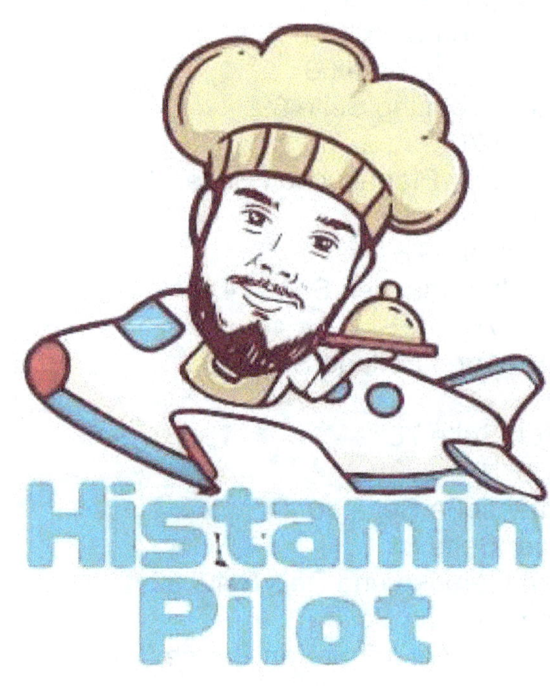

Histamin
Pilot

Apfelkuchen mit Kokossahne

<u>Zutaten für 1 Kuchen:</u>
- 4 große Äpfel
- 4 Eigelb
- 100 ml Agavendicksaft
- 1 Prise Salz und ½ Tl Zimt
- 20 g Weinsteinbackpulver
- 100 ml Rapsöl und 100 ml Creola de Coco
- 250 ml Sprudelwasser
- 500 g Ur-Dinkelmehl, Typ 630
- 6 Macadamia-Nüsse und Zimt zum Bestreuen

<u>Zutaten für die Kokossahne: (6 Portionen)</u>
- 400 g Creola de Coco aus der Konserve und 1 El Agavendicksaft

<u>Zubereitung:</u>
Da der Kuchen frische Eier enthält, empfiehlt sich eine rasche Zubereitung in folgender Reihenfolge. Nüsse kleinhacken und in einer Schale beiseite stellen. Die Äpfel waschen, schälen, achteln und das Kerngehäuse entfernen. Die Äpfel ebenfalls in einer Schale beiseite stellen.

Das Mehl in einer Schale mit dem Weinsteinbackpulver mischen und bereitstellen.

In einer Rührschüssel Salz, Zimt, Agavendicksaft, Öl, Creola, Sprudelwasser mit dem Mixer vermengen. Das Eigelb sorgfältig vom Eiweiß trennen, ebenfalls in die Rührschüssel geben und untermengen. Das Mehl in Etappen in die Rührschüssel geben und vermengen. Den Teig in eine 28 cm Durchmesser Kuchenform, die mit Backpapier ausgelegt wurde, hinzugeben. Mit einem Löffel glattstreichen und zügig die Apfelstücke auf den Teig verteilen. Die Nüsse und etwas Zimt darüber streuen. Die Kuchenform in einen auf 150° C Umluft vorgeheizten Ofen schieben. Den Kuchen 25 Min. backen lassen, dann auf Unterhitze stellen und weitere 25 Min. backen. Kurz vor Backende, stechen Sie mit einem Messer in den Kuchen und falls kein Teig mehr am Messer kleben bleibt, ist der Kuchen fertig gebacken.

Tipp: Die Konserven-Creola über Nacht in den Kühlschrank stellen. Die Dose öffnen, die feste Crème in eine Schale geben und mit Agavendicksaft vermengen. Der flüssige Kokosnuss-Saft kann nach Belieben anderweitig verwendet werden. Frisch verzehrt ist der Kuchen am verträglichsten. Bitte denken Sie an die Kühlung, oder frieren sich ein paar Stücke sofort nach dem Backen ein.

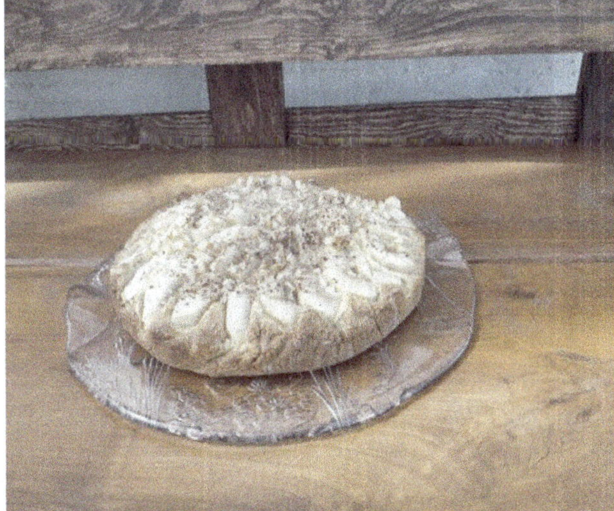
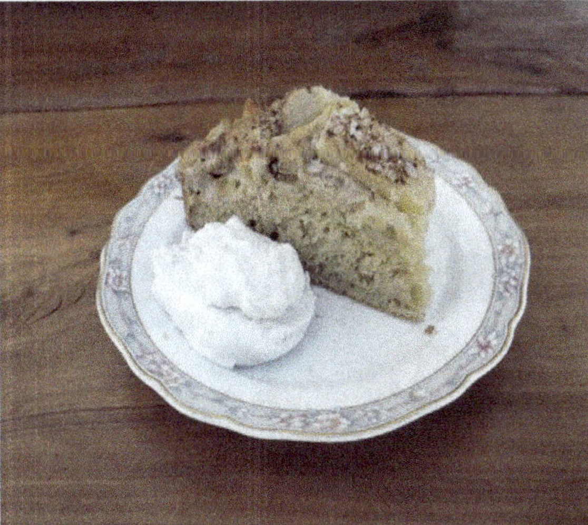

Apfel-Pfannkuchen

<u>Zutaten für 8 Kuchen:</u>
- 4 große Äpfel
- 8 Eigelb und 150 g Rohrohrzucker
- 400 g Ur-Dinkelmehl
- 1 Prise Salz und 2 gestrichene Tl Weinstein-Backpulver
- 150 ml Creola de Coco und 500 ml Sprudelwasser
- reichlich Rapsöl zum Backen

<u>Zubereitung:</u>
Die Äpfel gut waschen, schälen und in Scheiben schneiden. Das Kerngehäuse entfernen.
Das Mehl mit dem Zucker, dem Backpulver und dem Salz in eine große Schüssel geben. Die
Zutaten gut vermengen. Die Eier sorgfältig trennen und das Eigelb zu dem Mehl geben.
Creola und Sprudelwasser zugießen und mit einem Schneebesen zügig verrühren.
Der Teig muss cremig sein und leicht von der Kelle fließen.
Soviel Öl in einer beschichteten Pfanne erhitzen, dass der Boden bedeckt ist.
In das heiße Fett zwei Kellen vom Teig geben und mit den in Scheiben geschnittenen Äpfeln
belegen. Wenn der Teig fest wird, den Pfannkuchen wenden bis beide Seiten goldgelb gebacken
sind.
Tipp: Das Rezept eignet sich auch prima für Kaiserschmarrn.
<u>Zutaten Ergänzung</u> für 8 Portionen Kaiserschmarrn:
- 10 gehackte Macadamia Nüsse
- 200 g Rosinen, ungeschwefelt, natur oder mit Rapsöl

<u>Zubereitung</u>: Den Grundteig nach dem Rezept oben herstellen. Die Pfannkuchen, wie beschrieben
backen und kurz vor Backende, geben Sie ein paar Nüsse und Rosinen in die Pfanne. Mit dem
Pfannenwender zerkleinern Sie den Pfannkuchen in mehrere Stücke und verteilen Sie die Rosinen
und Nüsse unter die Pfannkuchen Stücke.

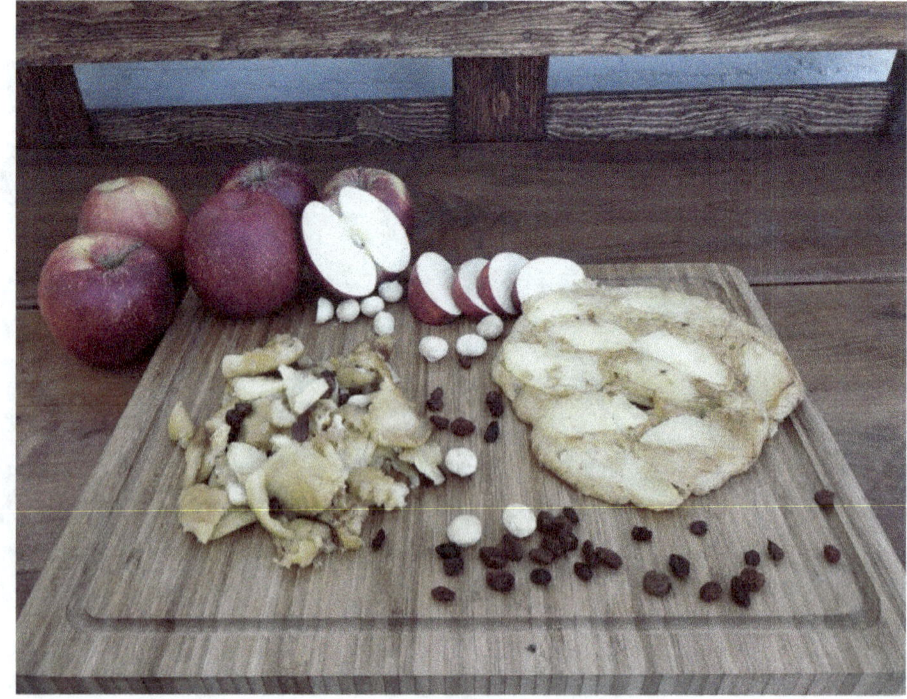

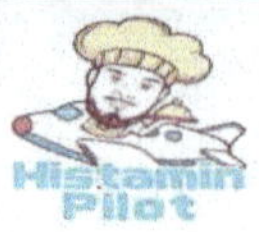

Sommersalat

<u>Zutaten für 4 Personen</u>:
- 200 g Feldsalat
- 1 Cantaloupe-Melone
- 200 ml Creola de Coco
- 1 gehäufter Tl Honig
- 20 g Macadamia Nüsse
- ½ Tl Salz, 1 Tl Acerola-Pulver

<u>Zubereitung</u>: Den Feldsalat gut waschen und in eine große Schüssel geben. Die Melone halbieren und mit einem Löffel die Kerne entfernen. Die eine Hälfte der Melone schneiden Sie in dünne Scheiben und stellen Sie diese in den Kühlschrank. Die andere Hälfte ebenfalls in Scheiben schneiden, die Schale entfernen und in Würfelstücke zerkleinern. In einem Hochleistungsmixer die Creola, die Nüsse, den Honig, Salz und Acerolapulver geben. Die Soßenzutaten im Mixer pürieren. Die Soße und die Melonenwürfel zu dem Feldsalat in die Schüssel geben und vorsichtig vermengen. Jetzt können Sie den Salat anrichten und mit der Melone dekorieren.

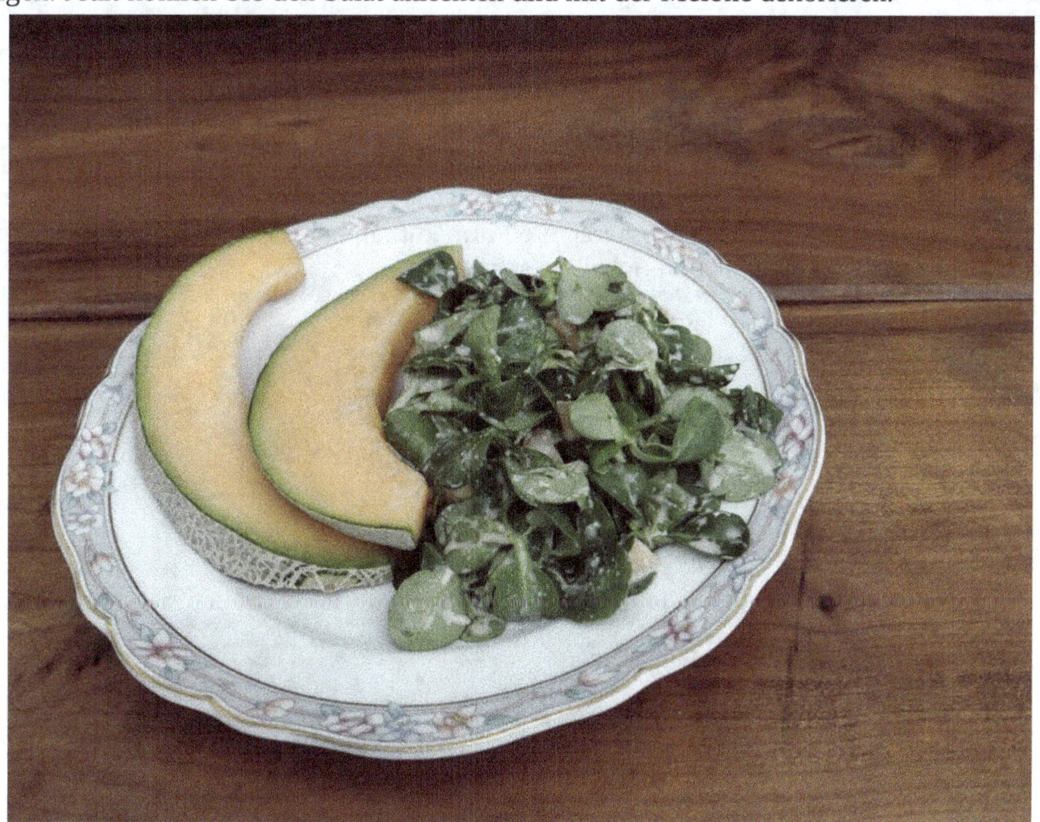

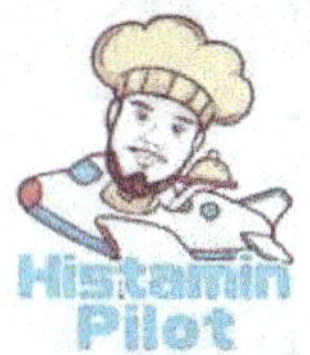

Aprikosen-Kokoscreme Popsicles für 800 ml Eiscreme

<u>Zutaten:</u>
Aprikosenmus
- 400 g Aprikosen
- 100 g Rohrohrzucker
- 3 El Verjus

Kokoscreme
- 100 g Rohrohrzucker
- 500 ml Creola de Coco
- 20 ml Verjus
- 1 El Aprikosenmus
- 3 Blatt Gelantine

<u>Zubereitung</u>: Aprikosen waschen, entsteinen und in einem Topf mit dem Zucker und Verjus zu Mus kochen. Die heiße Masse durch ein Sieb streichen und kühl stellen. Die Gelantinenblätter jeweils in einen tiefen Teller 5 Min in kaltes Wasser legen. Zucker, Creola, Verjus und 1 El vom hergestellten Aprikosenmus in einem Topf erhitzen. Die Gelantine aus dem Wasser nehmen, ausdrücken und in die warme Kokosnusscreme einrühren und auflösen. Die Masse darf nicht mehr aufkochen. Die Creme für 90 Min. in die Kühlung stellen.

Legen Sie ein geeignetes Gefäß mit Klarsichtfolie aus, damit sich das Eis später aus der Form lösen lässt. Sie benötigen eine Form die ca. 1 l Flüssigkeit aufnehmen kann. Die gut gekühlten Cremes durchrühren und abwechselnd in die Form gießen. Nach ca. 2 Stunden werden die Eisstiele in die angefrorene Eismasse gesteckt. Zum Servieren die Form kurz in heißes Wasser tauchen und mit dem Messer zwischen den Eisstielen in Scheiben schneiden.

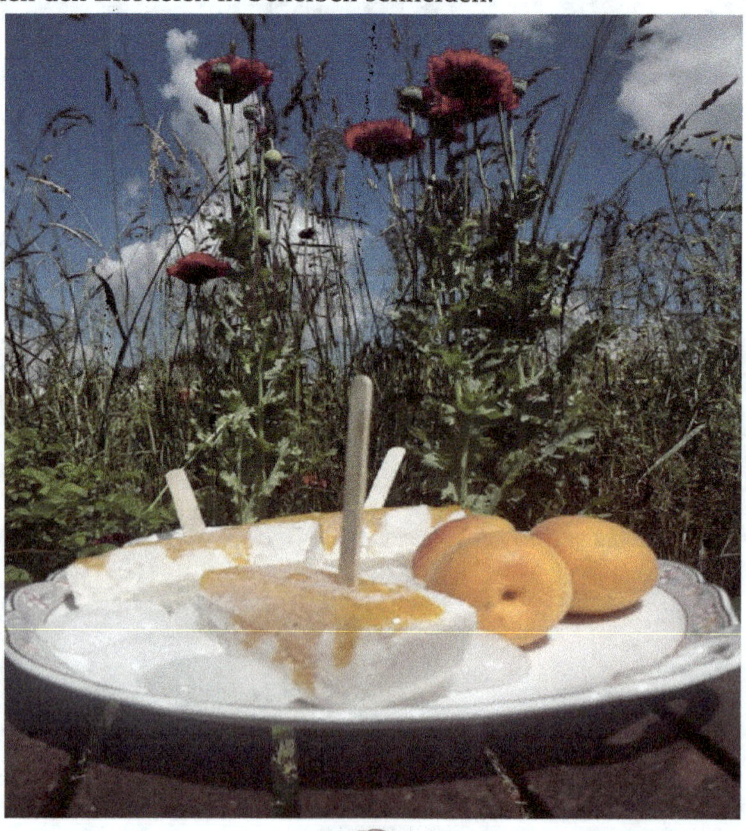

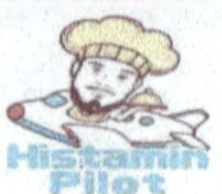

Aprikosen-Kürbis Marmelade

Zutaten für 3 x 200 ml Marmeladengläser:
- 450 g Aprikosen entsteint
- 250 g Hokkaido-Kürbis
- 2 El Verjus mild
- 200 g Rohrohrzucker
- 100 ml Wasser

Zubereitung: Die Aprikosen waschen und entsteinen. Den Kürbis waschen, halbieren, entkernen und in Streifen schneiden. Die Kürbisstreifen schälen und ebenfalls in Stücke schneiden. Aprikosenstücke, Kürbisstücke, Verjus, Zucker und Wasser in einen Topf geben. Die Masse bei geringer Hitze 40 Min. ohne Deckel köcheln lassen. Das Mus gelegentlich umrühren und nach Beendigung der Kochzeit pürieren. Die Gläser heiß auswaschen und die Marmelade so heiß wie möglich einfüllen und die Gläser schnell verschließen. Im Kühlschrank ist die Marmelade mindestens 3 Wochen haltbar.

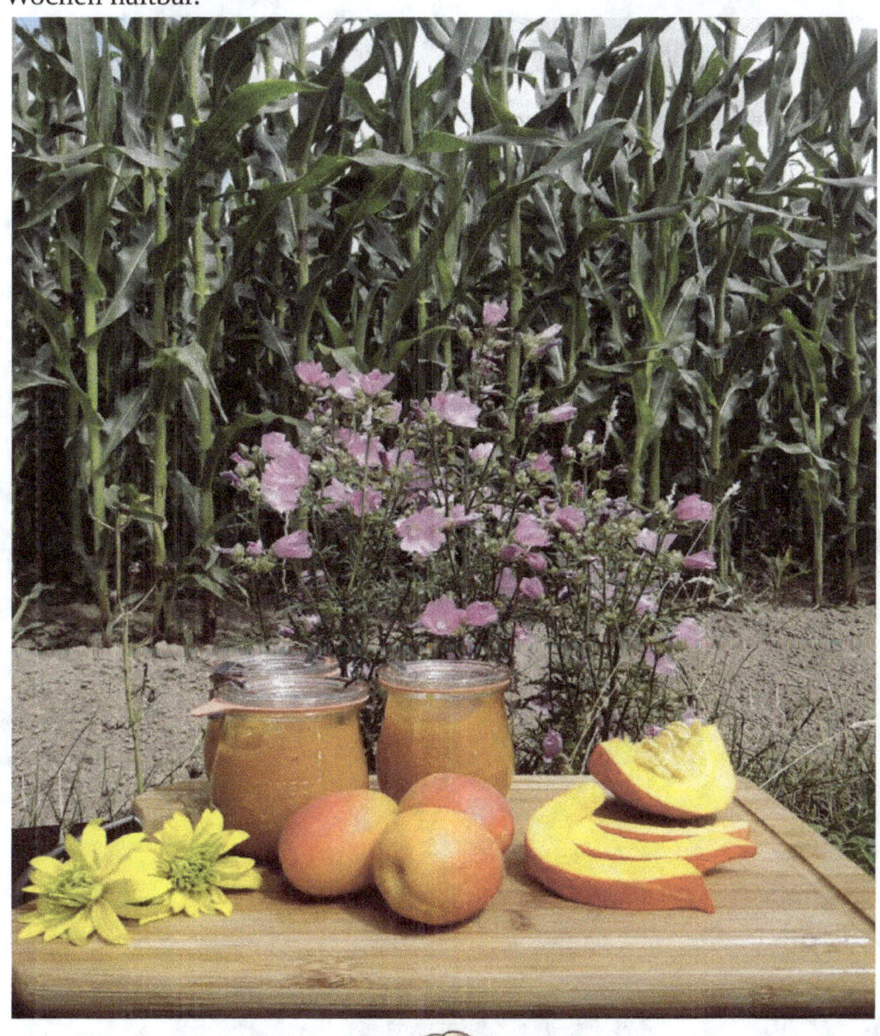

Baguette

<u>Zutaten für 3 Baguettes</u>: siehe Grundrezept Brot

<u>Zubereitung:</u> Den Teig nach dem Grundrezept zubereiten und in drei gleich große Stücke aufteilen. Auf einer bemehlten Unterlage die Teigstücke zu drei langen Rollen formen. Die Teigrollen entweder auf einer Baguette-Backform, oder auf ein mit Backpapier ausgelegtes Backblech legen. Die Baguettes jeweils mit einem scharfen Messer einritzen, oder als Variante den Teig wie eine Schraube drehen.
Der Ofen sollte auf 250° C vorgeheizt sein. Es ist wichtig, auf der untersten Einschubleiste ein mit ca. 200 ml Wasser befülltes Backblech einzuschieben. Die Baguette-Backform auf die zweite Schiene darüber einschieben. Das Baguette zunächst 10 Min. bei 250°C Umluft backen lassen. Die restliche Backzeit von 25 Min. wird das Baguette bei 150°C zu Ende gebacken. Eventuell die letzten Minuten je nach Bräunung auf Unterhitze stellen. Das Baguette herausholen und auf einem Gitter auskühlen lassen.

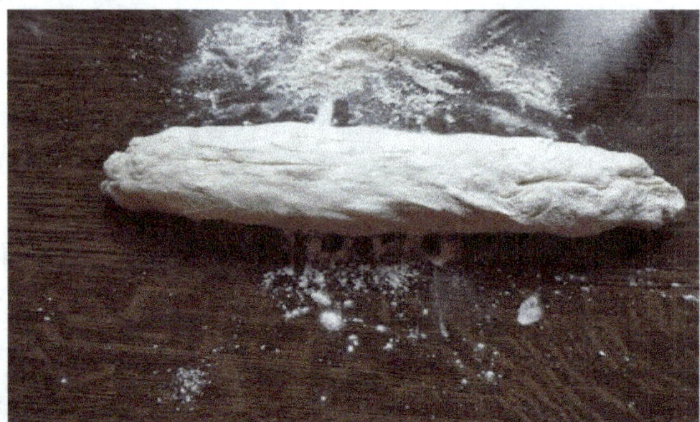

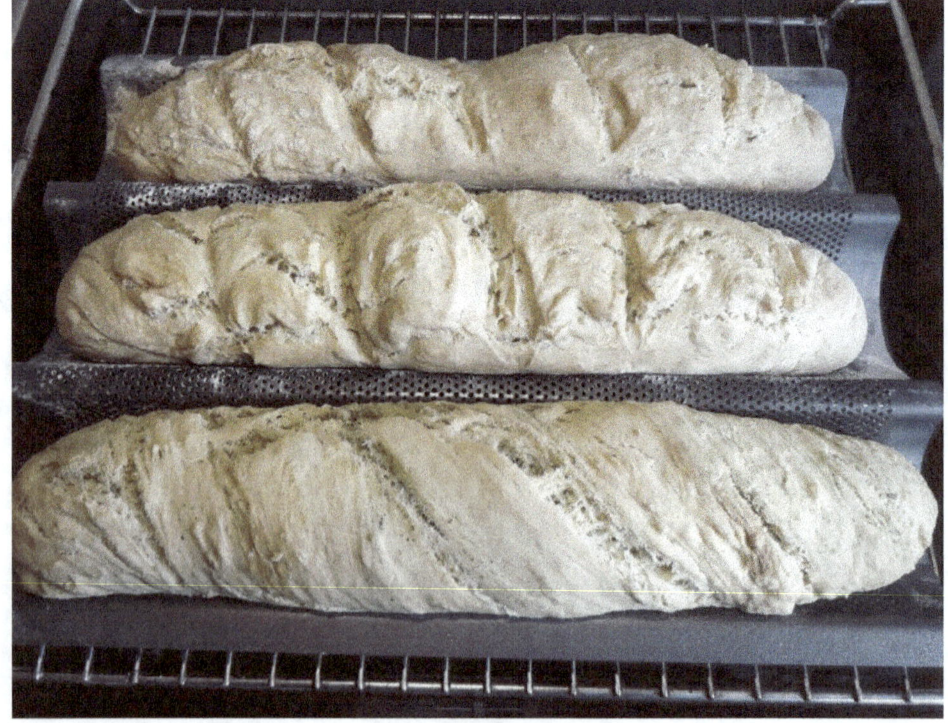

Bienenstich mit Kokoscremefüllung

<u>Zutaten:</u>
- 160 g Urdinkelmehl Typ 630
- 2 gestrichene Tl Weinsteinbackpulver
- 100 g Rohrohrzucker und 1 Prise Salz
- 80 g Rapsöl, 4 Eigelb und 100 ml Sprudelwasser

<u>Zutaten für den Belag:</u>
- 30 ml Rapsöl und 30 g Rohrohrzucker
- 3 El Creola de Coco, 100 g gehobelte Mandeln und 1 Tl Honig

<u>Zutaten für die Füllung:</u>
- 400 ml Creola de Coco und 70 g Rohrohrzucker
- 200 ml Wasser und 60 g Speisestärke

<u>Zubereitung:</u> Für die Füllung die Creola mit dem Zucker in einen Topf füllen und erhitzen. Die Stärke mit dem Wasser glatt rühren und unter Rühren mit der Creola aufkochen lassen. Die Füllung abkühlen lassen.
Für den Rührteig Eigelb, Zucker, Salz und Öl aufschlagen. Das Sprudelwasser unterrühren und
das Mehl mit dem Backpulver mischen und dazusieben. Alles kurz vermengen und in eine mit Backpapier ausgekleidete 28-er Springform füllen. So erhält die Torte eine leichte Blumenoptik und lässt sich später leichter lösen.
Bei 180°C Umluft 20 Min. backen. In der Zwischenzeit Öl, Zucker, Creola und Honig in einem kleinen Topf erhitzen. Die Mandeln dazugeben und unter Rühren einmal aufkochen lassen. Nach den 20 Min. Backzeit den Kuchen herausnehmen, die Mandelmasse auf dem Kuchen verteilen und für 15 bis 20 Min. nochmals backen. Den Teig mit einer Stäbchenprobe testen, ob er durchgebacken ist. Achtung: die Mandeln bräunen sehr schnell, stellen Sie eventuell auf Unterhitze um. Den Kuchen herausnehmen, abkühlen lassen und einmal quer durchschneiden. Kurz vor dem Füllen des Kuchens die Crème mit dem Rührmixer aufschlagen.Dann lässt sich die Füllung besser auf dem Tortenboden verstreichen. Die crèmige Füllung auf dem Kuchenboden verteilen und den Deckel wieder aufsetzen.
Tipp: Wenn der Kuchendeckel noch nicht ganz ausgekühlt ist, ihn in 12 Stücke schneiden und ihn dann auf die Füllung setzen. So lässt sich der Kuchen dann einfacher aufschneiden.

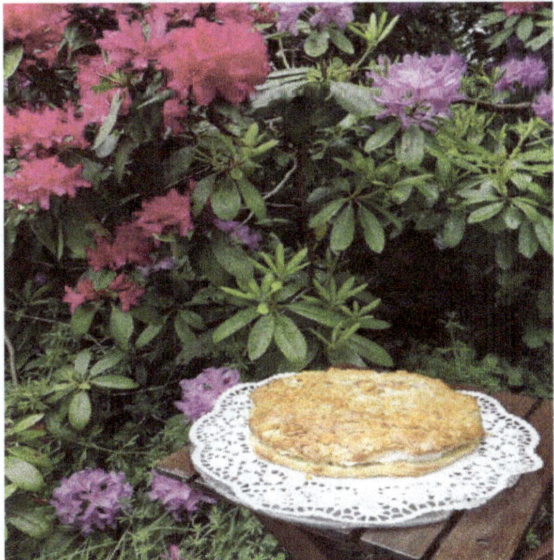
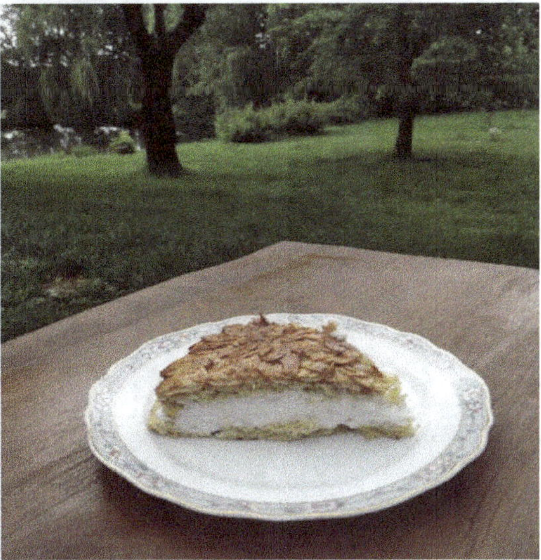

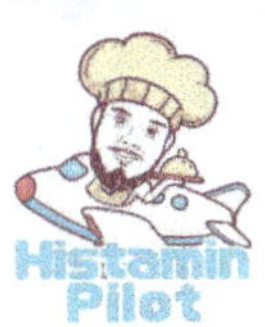

Blumenkohl in Kräutersauce

<u>Zutaten für 4 Personen:</u>
- 1 mittelgroßer Blumenkohl
- 8 mittelgroße Kartoffeln
- 600 ml Gemüsebrühe
- 1 rote Bio-Paprika
- ¼ Bund Oregano, ¼ Bund Basilikum
- 400 ml Creola de Coco
- 400 g Hühnerbrust
- 1 Tl Salz
- 80 ml Rapsöl
- 3 große El Urdinkelmehl
- etwas Basilikum zur Dekoration

<u>Zubereitung</u>: Die geschälten Kartoffeln in Salzwasser kochen. Die Creola mit dem Salz und den gesäuberten Kräutern fein pürieren. Den Blumenkohl putzen und in der Gemüsebrühe 8 Min. kochen. Die Gemüsebrühe vom Blumenkohl abschütten und auffangen.
Das Fleisch sehr klein schneiden und im Rapsöl anbraten. Das Mehl über das Fleisch streuen und unterrühren. Die Gemüsebrühe zu dem Fleisch geben und alles verrühren. Die Kräutermischung ebenfalls untermengen. In einer großen Auflaufform den Blumenkohl mittig positionieren, die Kartoffeln darum legen und die Soße über die Kartoffeln schütten. Die Paprika säubern und als Dekoration auf den Auflauf legen. Bei geschlossenem Deckel alles 20 Min. bei 150° C Umluft im Backofen weitergaren lassen. Vor dem Servieren mit dem Basilikum dekorieren.
Tipp: Wer weiße Zwiebeln gut verträgt, kann 1 gewürfelte Zwiebel beim Fleisch Anbraten dazugeben.

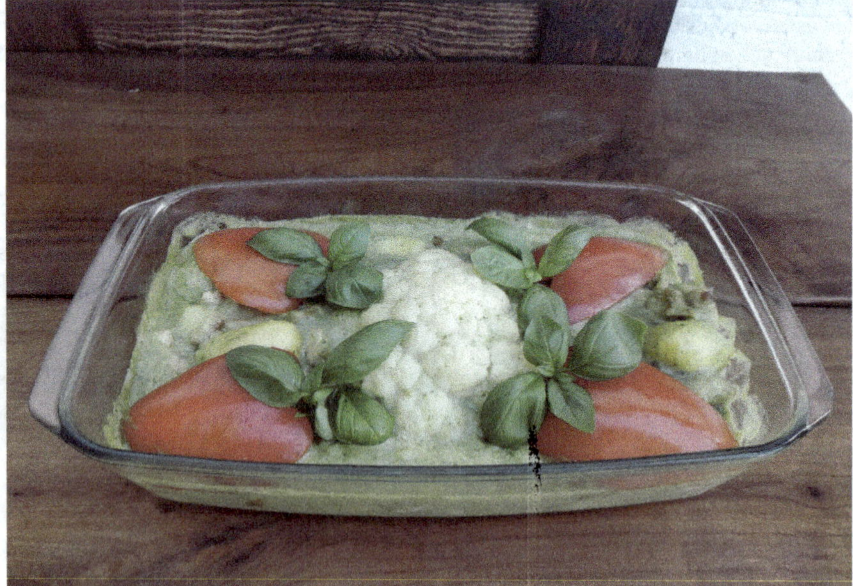

Blumenkohl mit Kurkuma-Sauce an Reis

<u>Zutaten für 1 Person:</u>
- 1 Mini-Blumenkohl
- 200 ml Gemüsebrühe
- ½ Tl Salz, 1 Tl Kurkuma und ¼ Tl Oregano
- 3 El Rapsöl
- 3 El Ur-Dinkelmehl, Typ 630
- 100 ml Creola de Coco
- 75 g Oryza-Reis
- ¼ Bund Petersilie

<u>Zubereitung:</u>
Den Reis nach Anweisung kochen.
Den Blumenkohl in der Gemüsebrühe 10 Min. bei geschlossenem Topf kochen.
Den Blumenkohl herausnehmen, den Kohl und die Brühe zur Seite stellen.
In einem Topf das Öl erhitzen, das Mehl einrühren und anschwitzen lassen.
Die Brühe hinzugeben und einrühren. Die Petersilie grob hacken, in die Soße geben und mit den
Gewürzen abschmecken. Etwas Petersilie zur Dekoration auf den Teller legen.

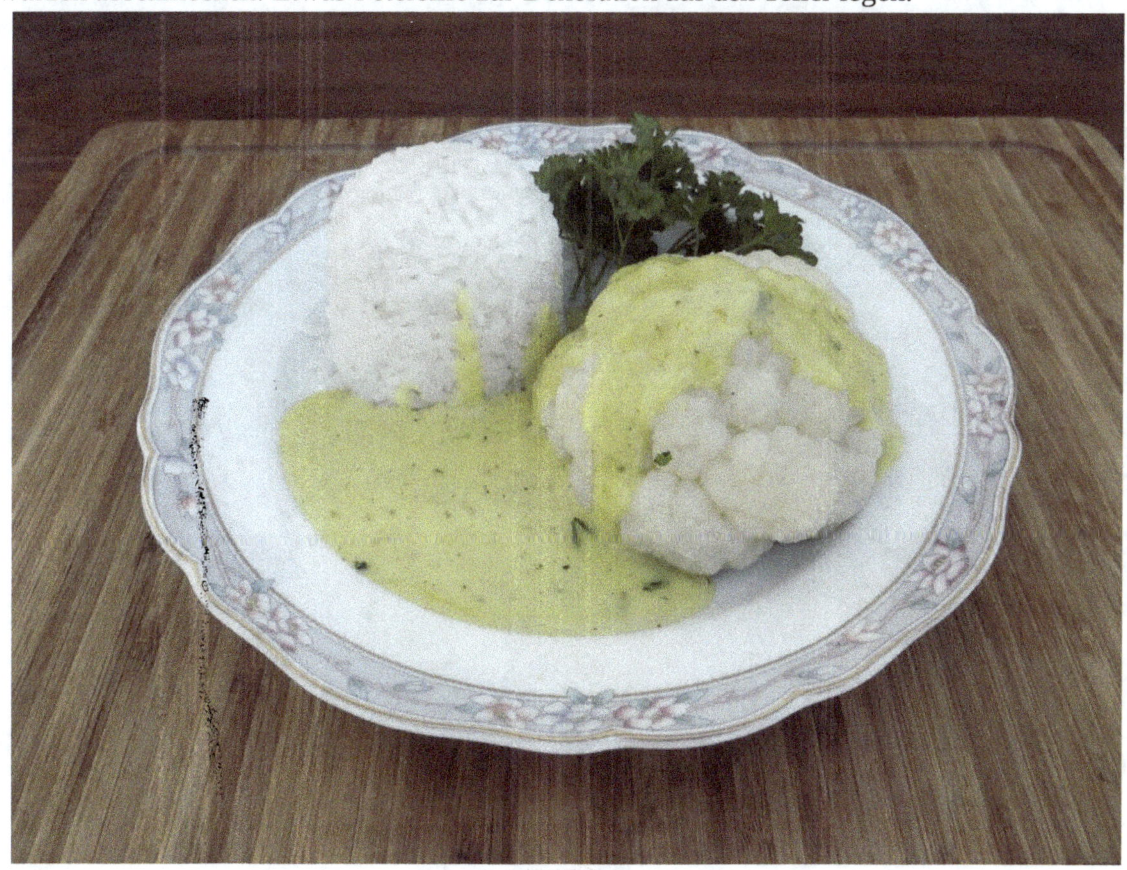

Blumenkohl mit Panade und Bechamelsauce

<u>Zutaten für 2 Personen:</u>
- 2 Mini-Blumenkohl
- 2 Eigelb
- 30 ml Creola de Coco und 300 ml Gemüsebrühe
- ½ Tl Salz
- 6 El Urdinkel-Paniermehl (siehe Rezept paniertes Hühnchen)
- Rapsöl zum Anbraten

<u>Soße:</u>
- 40 ml Rapsöl
- 3 El Urdinkelmehl
- 200 ml Creola de Coco
- ½ Tl Salz

Als Beilage empfehlen wir gekochte Salzkartoffeln, die mit Rosmarin in etwas Rapsöl leicht angeröstet werden und gebratenes Kräuterhühnchen.

Zubereitung: Den Blumenkohl in der Gemüsebrühe bei geschlossenem Deckel 8 Min. bei leichter Hitze köcheln lassen. Eigelb, Creola und Salz in einem tiefen Teller mischen. Das Paniermehl ebenfalls auf einen tiefen Teller schütten Den abgetropften Blumenkohl zuerst in der Eimischung wälzen, dann leicht in das Paniermehl eindrücken. Den Kohl in einer beschichteten Pfanne in Rapsöl kurz anbraten. Das Fett für die Soße erhitzen, das Mehl einrühren und mit der aufgehobenen Blumenkohlbrühe ablöschen. Zum Schluß mit Salz und Creola abschmecken.

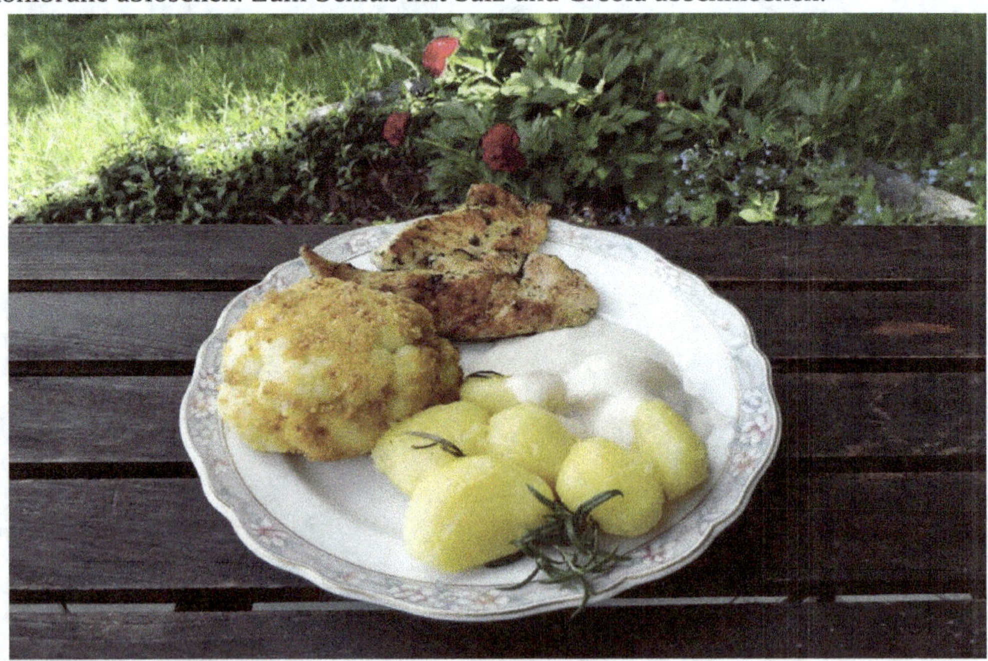

Bratapfel

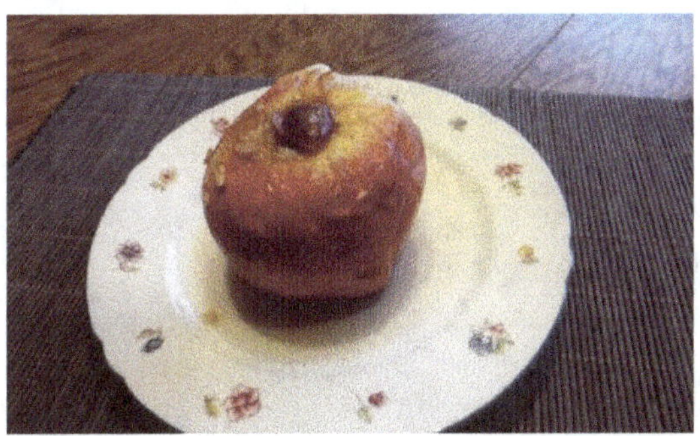

Zutaten für 4 Personen:
- 4 große Äpfel
- ½ Tl Zimtpulver
- 3 El Honig
- 12 Macadamia Nüsse
- 12 rote kernlose Weintrauben

Zubereitung:

Die Nüsse zerkleinern und mit Honig und Zimtpulver vermischen.

Die Weintrauben gut waschen und kleinschneiden. Die Äpfel aushöhlen, d. h. mit einem Apfelstecher oder einem scharfen Messer das Kerngehäuse entfernen, ohne die äußere Hülle zu beschädigen.

Die Äpfel in eine Auflaufform setzen und die Zutaten gleichmäßig in die Löcher der Äpfel füllen.

Das Obst im Backofen bei 150°C 35 Min. backen.

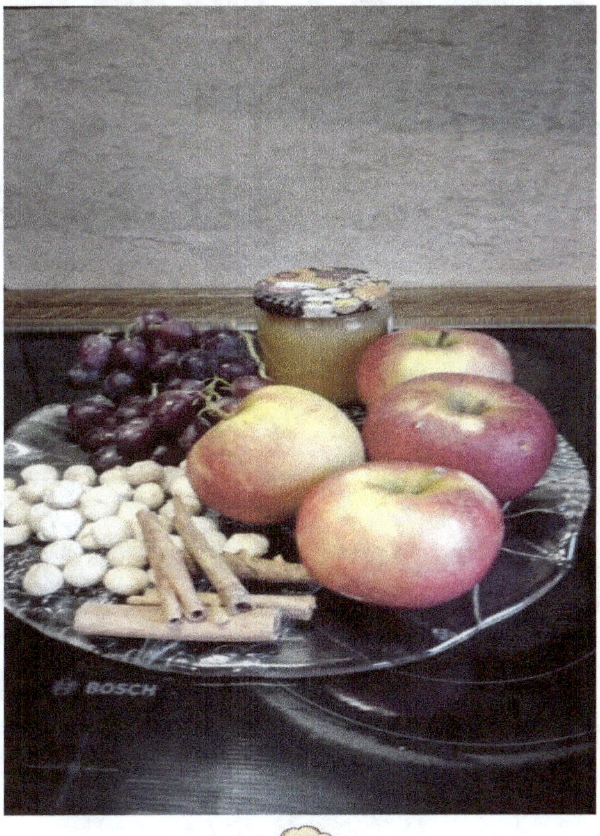

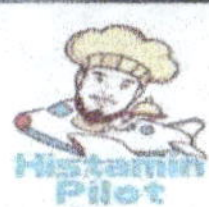

Bratkartoffeln mit Paprika

<u>Zutaten</u> für 4 Personen:
- 8 große Kartoffeln (festkochend)
- 1 gelbe und 1 rote Paprika
- 10 El Rapsöl
- 1 Tl Salz zum Würzen
- 1 Tl Salz für das Kartoffelwasser
- 1 Tl Paprika-Pulver
- Petersilie

<u>Zubereitung:</u>
Die Kartoffeln mit Schale ca. 35 Min. in Salzwasser kochen. Währenddessen die gewaschenen, entkernten Paprika in Streifen schneiden
Um zu testen, ob diese fertig gekocht sind, können Sie mit einem spitzen Messer in die Kartoffeln stechen. Falls das Messer leicht in die Kartoffel eindringt, sind die Kartoffeln fertig gekocht.
Die gekochten Kartoffeln schälen, in Scheiben schneiden und in Rapsöl anbraten, bis die Kartoffeln eine leichte Bräunung erhalten. Die Paprika dazugeben und weitere 5 Min. garen lassen.
Die Bratkartoffeln würzen und mit Petersilie anrichten.

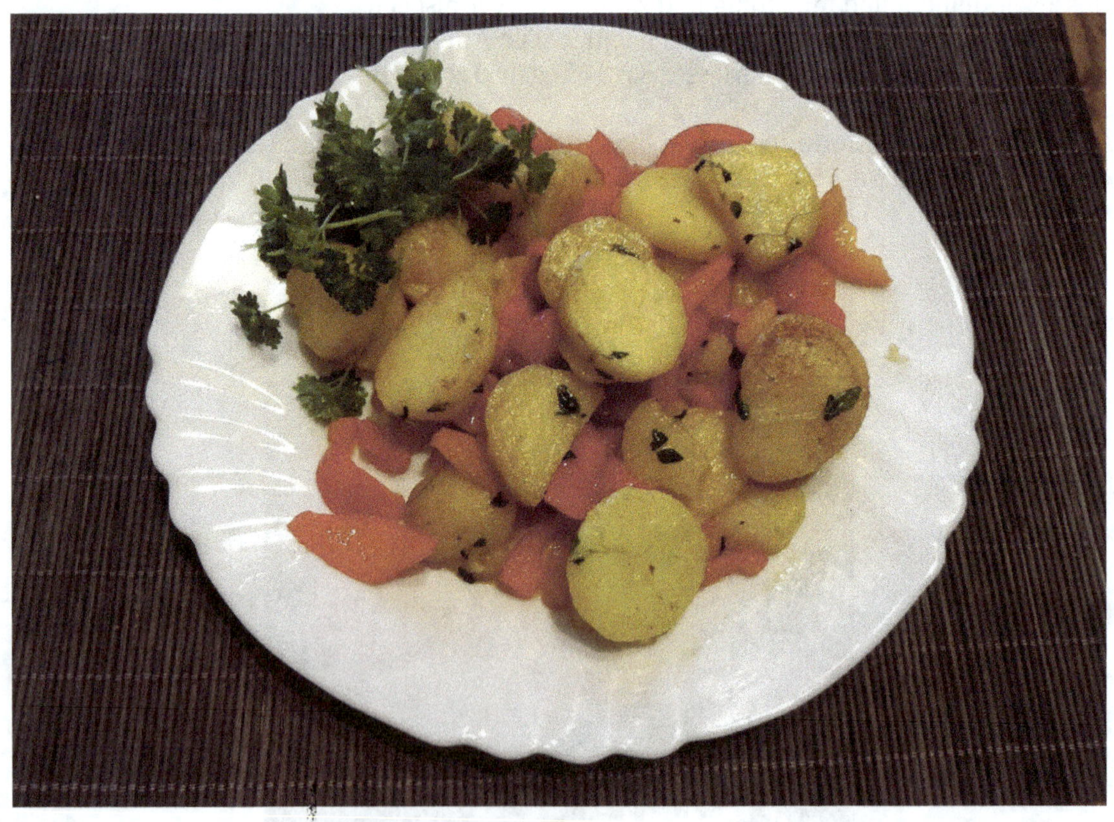

Brokkoli-Gemüseauflauf

<u>Zutaten für 4 Personen:</u>
- 250 g Dinkel-Lasagne aus reinem Urdinkel
- 200 g Bio-Möhren
- 160 g Brokkoli und 160 g Romanesko
- 400 g Hühnerbrust und reichlich Rapsöl zum Anbraten

Soßentopping
- 300 ml Creola de Coco und 80 ml Rapsöl
- 3 gehäufte El Urdinkelmehl Typ 630
- 1 Tl Salz und 1 Tl Kräuter de Provence
- 150 ml Gemüsebrühe

Paprikasoße
- 450 ml Gemüsebrühe
- 2 große rote Bio-Paprika
- ½ Bund Basilikum, 1 Hand voll Oregano und 1 paar Nadeln vom Rosmarin
- 1 Tl Salz und 1 Tl Paprikapulver edelsüß

<u>Zubereitung</u>: Alle Zutaten der Paprikasoße wenn nötig säubern und entkernen und in einem Hochleistungsmixer fein pürieren. Für das Topping 80 ml Rapsöl erhitzen, das Mehl einrühren und mit der Brühe und Creola ablöschen.Das Topping mit den Gewürzen abschmecken. Möhren, Brokkoli und Romanesko säubern und in grobe Stücke zerkleinern. In einer Auflaufform reichlich Paprikasoße füllen und die Lasagne-Platten darüberlegen. Den Arbeitsgang solange wiederholen, bis alle Nudeln geschichtet sind. Oben auf wird das Gemüse gelegt und mit dem Topping übergossen. Die Auflaufform mit Deckel für 50 Min. bei 180° C Umluft in den Backofen schieben.

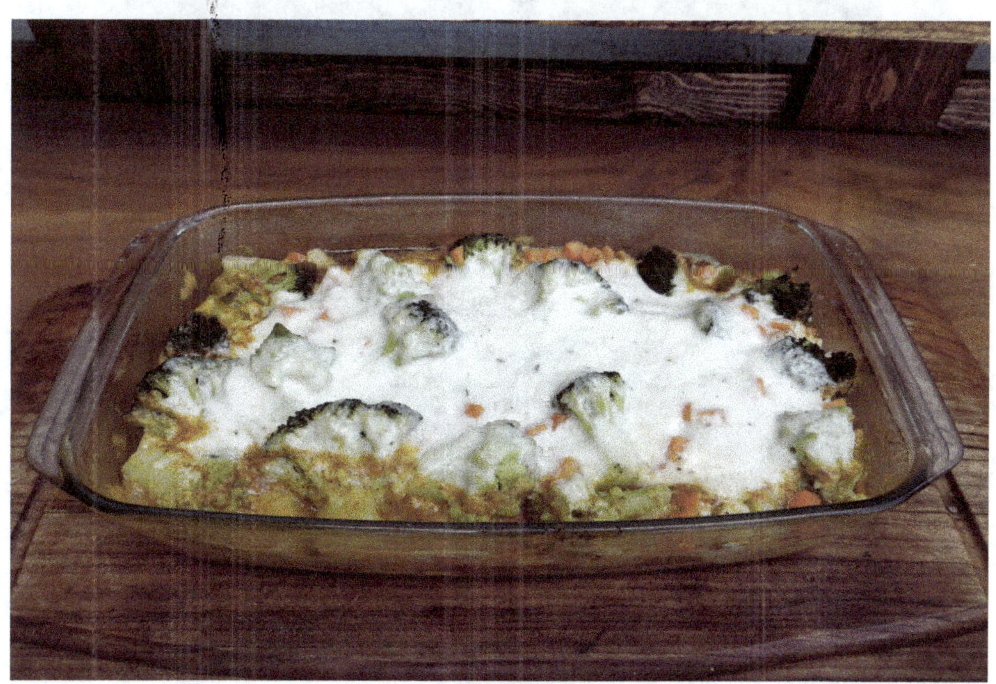

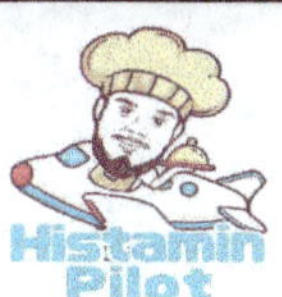

Brokkoli-Suppe in 15 Minuten

<u>Zutaten für 4 Teller:</u>
- 400 g Brokkoli
- 600 ml Brühe selbstgemacht
- 300 ml Wasser
- 1 Tl Salz
- 4 El Speisestärke 50 ml kaltes Wasser zum Anrühren
- 100 ml Creola de Coco

<u>Zubereitung:</u>

Brühe und Wasser mit dem Salz erhitzen. Den Brokkoli waschen, grob zerkleinern und ins heiße Wasser geben. Nach 3 Minuten ca 100 g Brokkoli herausholen, mit kaltem Wasser abspülen, in einzelne Röschen zerkleinern und bei Seite stellen. Den im heißen Wasser befindlichen Brokkoli weitere 10 Minuten köcheln lassen, die Creola hinzugeben und mit dem Pürrierstab pürieren. Die Stärke mit dem kalten Wasser glattrühren und in die heiße Suppe zum Andicken einrühren. Die Suppe unter Rühren nochmals aufkochen und zum Schluss die kaltgestellten Brokkolistücke hinzugeben.

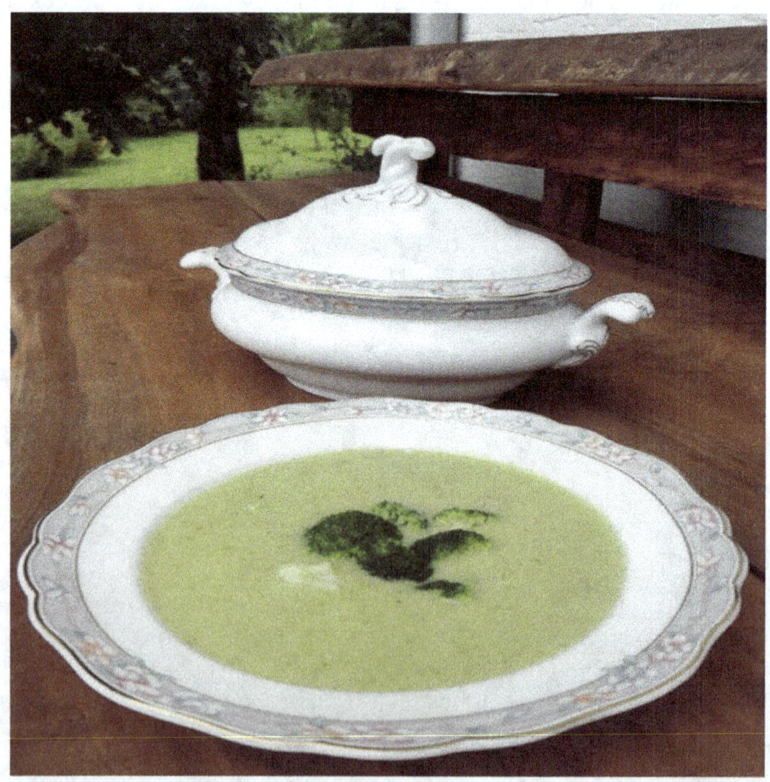

Brot backen

<u>Zutaten für 1 helles Brot:</u>
- 1 kg Ur-Dinkel-Mehl Typ 630
- 35 gr. Weinstein-Backpulver
- 700 ml. Sprudelwasser
- 2 Tl. Salz

<u>Zubereitung:</u>
Mehl, Salz und Backpulver gut vermischen. Das Wasser hinzugeben und die Zutaten mit der Hand so kurz wie möglich vermengen. Den Teig in eine mit Backpapier ausgelegte Kastenform geben. Der Ofen sollte auf 250° C vorgeheizt sein. Es ist wichtig, auf der untersten Einschubleiste ein mit ca. 200 ml. Wasser befülltes Backblech einzuschieben. Die Kastenform mit dem Brotteig auf die zweite Schiene darüber einschieben. Das Brot zunächst 10 min. bei 250°C Umluft backen lassen. Die restliche Backzeit von 50 min. wird das Brot bei 150°C zu Ende gebacken. Eventuell die letzten Minuten je nach Bräunung auf Unterhitze stellen. Das Brot herausholen und auf einem Gitter auskühlen lassen.

Tipp 1:
Wenn das Brot geschnitten wurde, zwischen die Brotscheiben Backpapier legen und in Gefriertüten einfrieren. Ich friere der Umwelt zu Liebe das Brot in Glasschalen ein. Die Scheiben lassen sich so prima portionieren. Da ich mit Umluft backe, kann ich 2 Brote gleichzeitig backen, diese sind eingefroren ca. 2 Wochen haltbar.

Tipp 2:
Je nach Geschmack kann man in den Brotteig natürlich verschiedene Gewürze geben wie z. B. Thymian, Rosmarin, „echter" Kümmel, Petersilie oder Fenchel.

Tipp 3:
Das Grundrezept eignet sich für alle Mehl-Typen, z. B. Vollkorn, Typ 630, Typ 1050.
An nicht so guten Tagen vertrage ich Typ 630 am Besten.

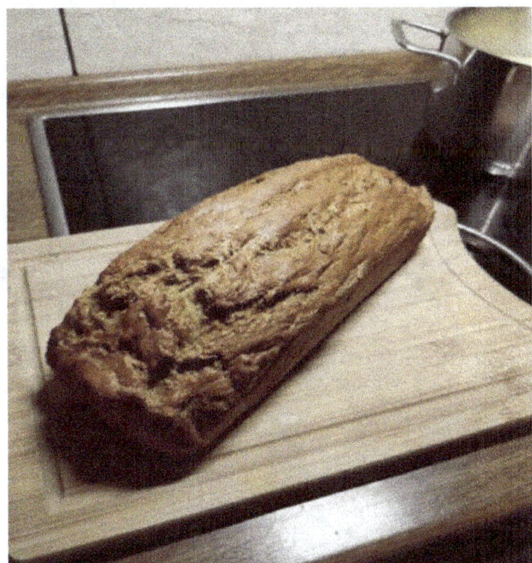
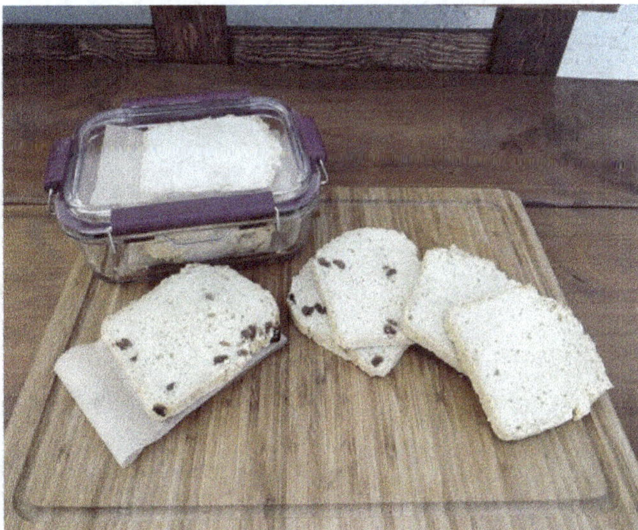

Sonntagsbraten

<u>Zutaten für 4 Personen:</u>
Braten:
- 4 Hühnerbrüste (frisch vom Metzger)
- 6 El Rapsöl
- 2 Tl Salz und ½ Tl Thymianpulver
- 2 kleine Bio-Möhren und 1 Bio-Apfel (geschält)
- 1 weiße Zwiebel
- 300 ml Gemüsebrühe und 200 ml Creola de Coco
- 6 rote kernlose Weintrauben

Rotkohl:
- ½ Rotkohl
- 250 ml Apfelsaft (100 % Direktsaft)
- ½ Tl Salz
- 100 ml Wasser und 1 kleiner Bio-Apfel (geschält)

Soße binden:
- 3 El Ur-Dinkelmehl Typ 630 und 150 ml Wasser

Beilage:
- 400 g festkochende Kartoffeln (Kartoffeln in Salzwasser 30 Min. kochen)

<u>Zubereitung Rotkohl:</u>
Rotkohl waschen und in feine Streifen schneiden. Mit Apfelsaft, etwas Wasser und 1 Tl Salz 40 Min. kochen lassen. Noch weitere 10 Min. einen geriebenen Apfel mit köcheln lassen.

<u>Zubereitung Braten:</u>
Fleisch in Rapsöl kräftig anbraten. Die Gemüsebrühe in einen Bräter schütten und das Fleisch dazugeben. In die Pfanne etwas Öl gießen. Die geviertelte Zwiebel, die geputzten halbierten Möhren, den klein geschnittenen Apfel ohne Schale und die Weintrauben andünsten und mit Salz und Thymianpulver würzen. Alle Zutaten zum Braten in die Auflaufform geben und im Ofen (Umluft) 80 Min. bei 150° C braten.

<u>Zubereitung Soße:</u>
Den Braten aus der Auflaufform nehmen. Den Sud, das Obst und das Gemüse in einen hohen Topf geben. Mit einem Pürierstab alles pürieren. 3 El Mehl in 150 ml kaltem Wasser verschütteln (Shaker). Den Topf erhitzen und das Mehlwasser unter Rühren hinzugeben. Mit Creola und Gewürzen abschmecken.

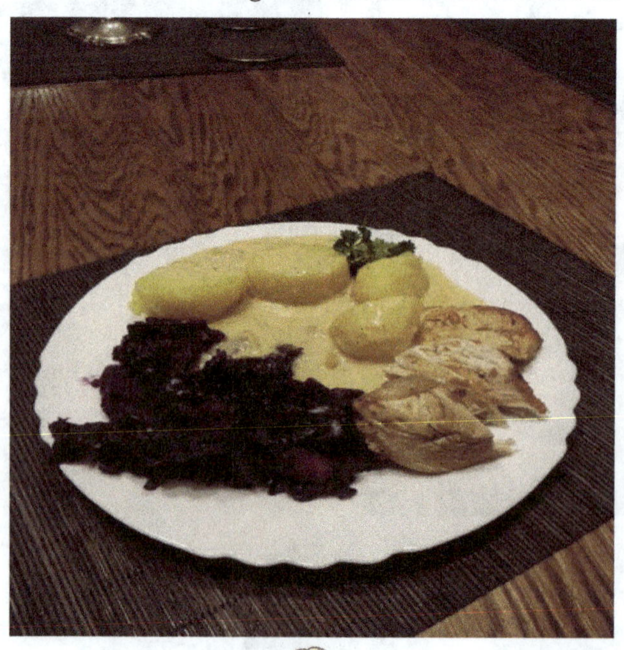

Bunte Pfanne mit Knusperhuhn

<u>Zutaten für 2-3 Personen:</u>
- 400 g Hühnerbrust
- 1 rote und 1 gelbe Bio-Paprika
- 100 g Mais (Tiefkühlkost) und 2 mittelgroße Bio-Möhren
- 1 kleiner Brokkoli
- Rapsöl zum Anbraten
- 200 ml Gemüsebrühe selbstgemacht
- etwas Salz und süßes Paprikapulver nach Geschmack

<u>Zubereitung:</u> Das Gemüse waschen, putzen, kleinschneiden und zur Seite stellen. Das Fleisch waschen, abtupfen und in dünne Stücke schneiden. Das Fleisch mit Paprika und Salz würzen und in einer beschichteten Pfanne mit reichlich Rapsöl anbraten. Die Hühnerbrust Stücke aus der Pfanne nehmen und bei Seite stellen. Etwas Öl in die Pfanne geben und die Möhren und die Paprika kurz im Öl unter Rühren anschwitzen. Mit Gemüsebrühe ablöschen, Brokkoli und Mais hinzugeben. Das Gemüse unter gelegentlichem Rühren bei geringer Hitze 5 Min. garen lassen. Wer mag, kann noch etwas Salz und Paprika unterrühren. Das Knusperhuhn auf dem Gemüse anrichten und alles Servieren.

Tipp: Wer möchte kann Reis und Soße süß-sauer dazu anrichten. Dann reicht das Rezept für 4 Personen.

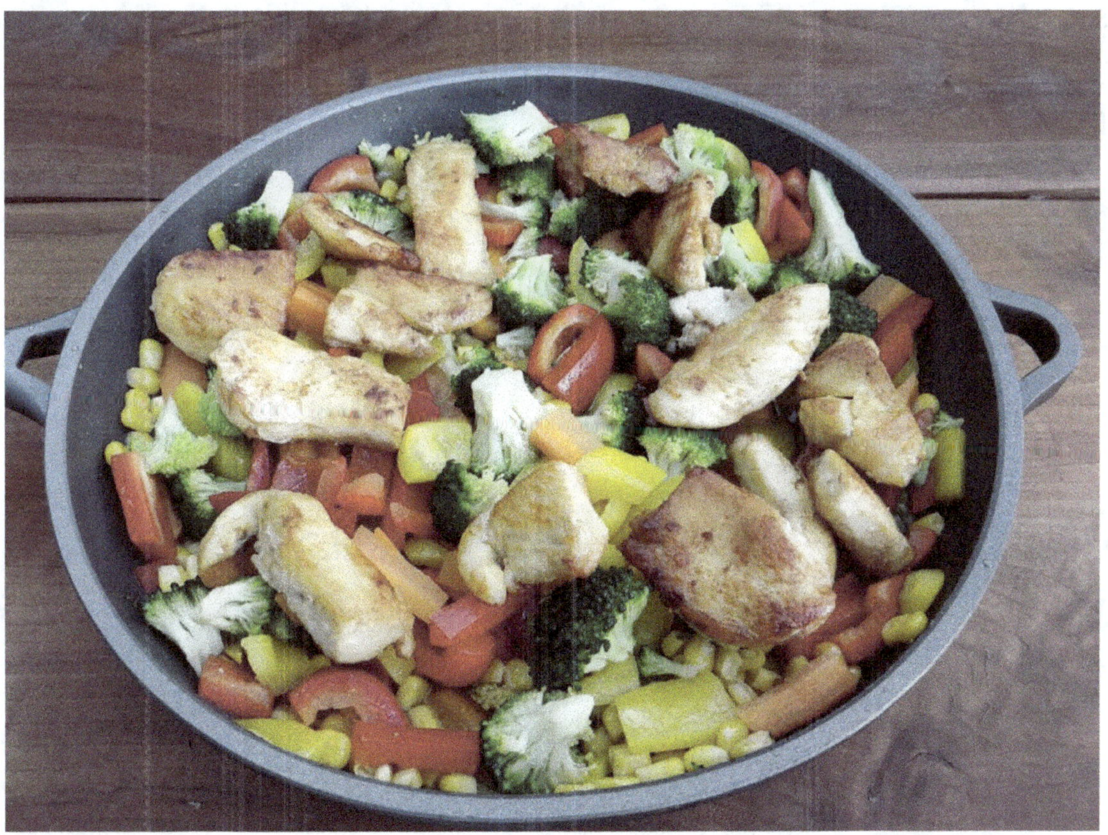

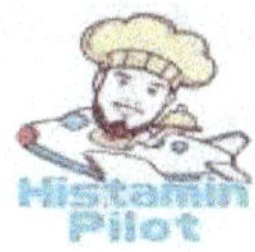

Dinkel-Spaghetti mit Blumenkohl - Sauce

<u>Zutaten</u> für 4 Personen:
- 1 Blumenkohl
- 300 ml Gemüsebrühe
- 1 weiße Zwiebel
- 150 g Creola de Coco
- 4 El Rapsöl
- 2 El Ur-Dinkelmehl
- 1 Tl Salz
- 500 g Bio Ur-Dinkel Spaghetti

<u>Zubereitung</u>:
Den gewaschenen Blumenkohl mit der Gemüsebrühe in einen kleinen Topf geben und 10 Min. bei niedriger Garstufe kochen. Den fertigen Kohl aus dem Kochtopf heraus nehmen.
Bitte stellen Sie den Kohl und die Gemüsebrühe für die nächsten Kochschritte zur Seite.
In einer Pfanne die geschälte und gewürfelte Zwiebel in Rapsöl andünsten.
Das Mehl mit dem Schneebesen unterrühren. Zügig die Gemüsebrühe vom Blumenkohl in die Zwiebelmasse einrühren.
Mit Creola de Coco auffüllen und mit Salz abschmecken.
Die Soße in den Topf zurück schütten und ebenso den Blumenkohl dazugeben.
Jetzt den Blumenkohl mit einem Pürierstab grob zerkleinern. Die Nudeln nach Anweisung zubereiten. Nach dem Abgießen der Nudeln etwas Rapsöl unterheben, damit diese nicht verkleben.
Die Blumenkohlsauce auf den Nudeln anrichten.

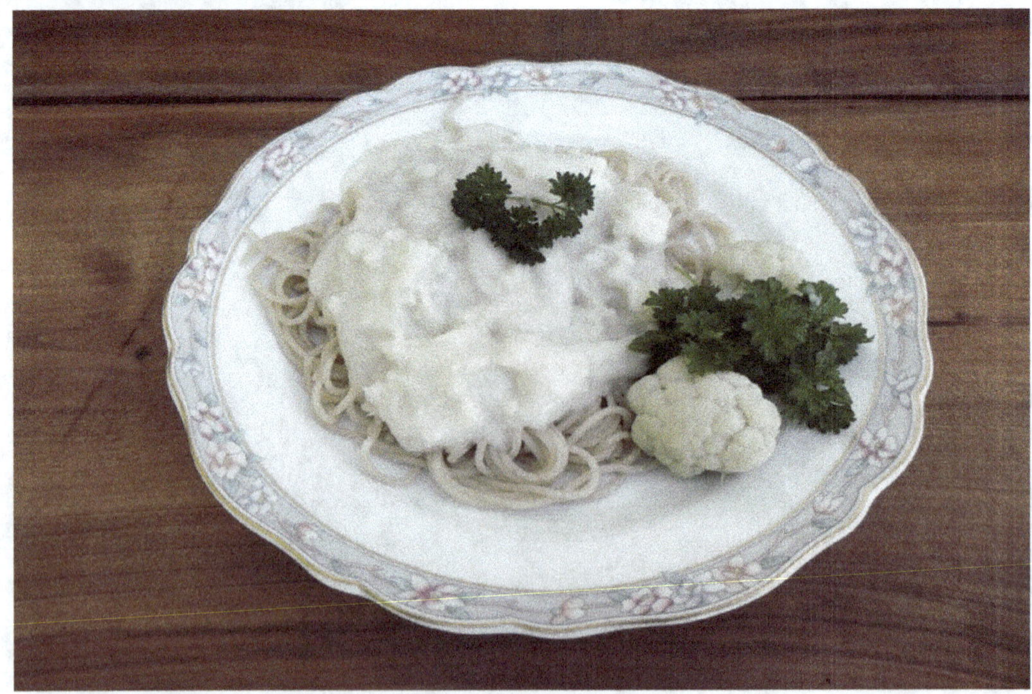

Eistee mit Verjus

<u>Zutaten für 1 Liter:</u>
- 1 gehäufter El Rooibusch-Tee lose
- 1 l Wasser
- 1 El Honig
- 30 ml Verjus mild-sauer
- Eiswürfel

<u>Zubereitung</u>: Den Tee mit heißem Wasser übergießen und 6 Min. ziehen lassen. Alles durch ein Teesieb in eine Kanne filtern, dann mit Honig und Verjus abschmecken. Den Eistee kurz abkühlen lassen und für mehrere Stunden in den Kühlschrank stellen und mit Eiswürfeln servieren.
Tipp: Der Eistee kann 1-2 Tage aufgehoben werden, wenn er in eine verschließbare Flasche direkt nach der Zubereitung heiß abgefüllt wird.

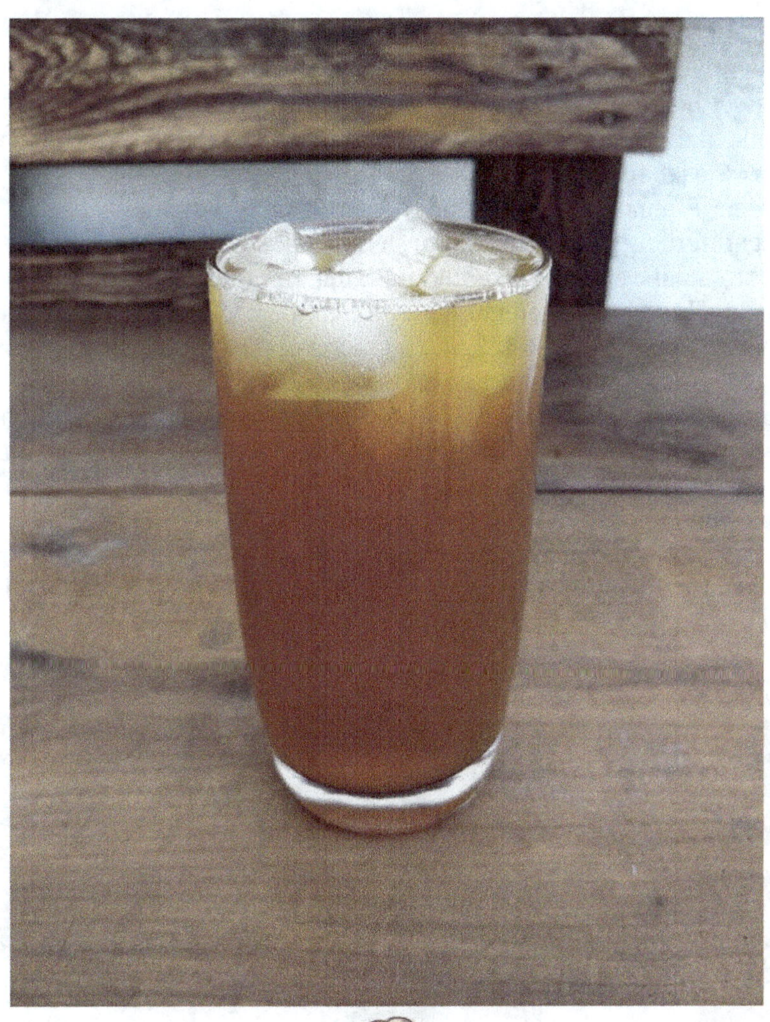

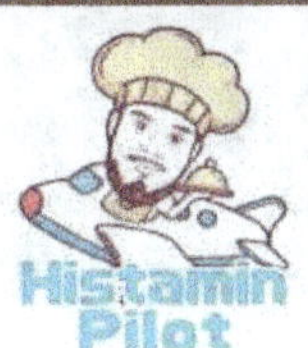

Fladenbrot (gefüllte Wraps)

<u>Zutaten</u> für 3 Wraps:
- 225 g Ur-Dinkelmehl
- 150 ml Sprudelwasser
- 1 Tl Salz und 1 gestrichener Tl Weinstein-Backpulver
- 6 El Rapsöl

<u>Zutaten</u> für die Füllung:
- 300 g Hühnerbrust (frisch vom Metzger)
- 1 gelbe und 1 rote Paprika
- 1 weiße Zwiebel und 2 Scheiben Weißkohl
- 6 El Rapsöl
- ½ Tl Salz und ½ Tl Paprikagewürz (süß)
- ½ Tl Basilikum, ½ Tl Oregano und ½ Tl Thymian

<u>Zubereitung:</u>

Für den Teig das Mehl, Salz und das Backpulver mit den Händen gut vermengen. Dann geben Sie bitte das Sprudelwasser hinzu und kneten den Teig zügig durch.

Aus dem Teig 3 Teile machen und diese einzeln auf einer bemehlten Unterlage ausrollen (mit Nudelholz oder einer Flasche).

Den Teigfladen in einer Pfanne mit Rapsöl von beiden Seiten goldbraun backen. Das Rapsöl sollte den Pfannenboden geringfügig bedecken. Am besten eignet sich eine beschichtete Pfanne.

Die fertigen Fladenbrote zur Seite stellen und die Pfanne reinigen.

Die Zwiebel schälen, halbieren, waagerecht und senkrecht einschneiden, damit Sie kleine Zwiebelwürfel erhalten. Die Paprika waschen, entkernen und in streifen schneiden. Die Weißkohlscheiben ebenfalls in Streifen schneiden.

Das Fleisch in kleine Streifen schneiden und kurz in Rapsöl anbraten, bis es goldbraun ist. Die bereits kleingeschnittene Zwiebel hinzugeben und ca. 5 Min. garen, bis sie glasig ist. Die Paprikastücke ebenfalls unterrühren und ca. 5 Min. garen, bis sie leicht weich sind. Zum Schluss den Weißkohl hinzugeben. Nun die Kräuter und das Salz beifügen. Wenn Sie mit der Stärke der Würze nicht zufrieden sind, dann nachwürzen. Wenn die Füllung Ihren Geschmack vollends trifft, auf niedrigster Stufe 2-3 Min. ziehen lassen, damit die Gewürze einziehen und sich der Geschmack entfalten kann. Alles zusammen anrichten.

Tipp: Das Fladenbrot lässt sich warm am besten rollen.

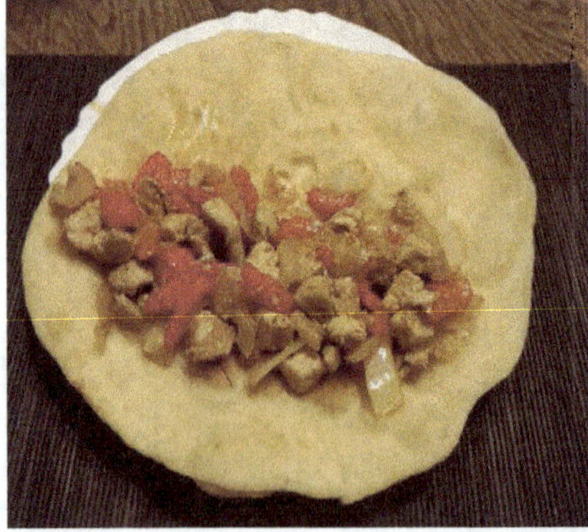
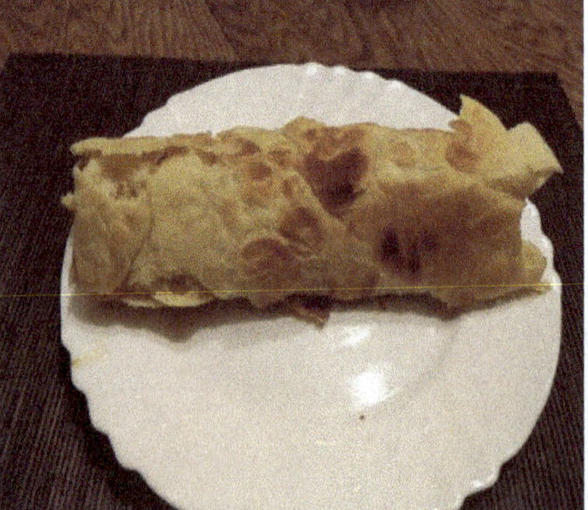

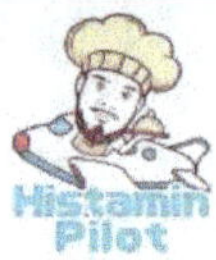

Frittiertes Huhn mit Möhren in Honigsauce

Zutaten für 3 Personen:
- 2 Hühnerbrüste (frisch vom Metzger)
- Fett zum Ausbacken (Palmfett oder Rapsöl), ca. 500 ml

Panade:
- 12 El Ur-Dinkelmehl
- 250 ml Wasser
- 1 Tl Salz und 1 Tl Paprika-Pulver

Honig/Möhren:
- 500 g Möhren und 1 weiße Zwiebel
- 1 Tl Honig und 5 El Rapsöl

Soße:
- 300 ml Gemüsebrühe (selbstgemacht)
- 125 ml Creola de Coco und 1 Schuss Hafermilch
- 1 weiße Zwiebel, 4 El Rapsöl
- 3 gestrichene El Ur-Dinkelmehl

Beilage:
- Oryza-Reis 200 g, 700 ml Wasser, ½ Tl Salz
- Petersilie zur Dekoration

Zubereitung:

Den Reis mit Wasser und Salz ca. 12 Min. kochen. Der Reis sollte noch bissfest sein.
Das restliche Reiswasser abschütten.
Die Möhren schälen und klein schneiden. Die Zwiebel schälen, halbieren und in Würfel schneiden.
Dann die Möhren und Zwiebeln mit einem Teelöffel Honig und einem ordentlichen Schuss Rapsöl
in einem Topf auf niedriger Stufe köcheln lassen.
Panade: Mehl, Wasser, Salz- und Paprikapulver verrühren. Das Fleisch klein schneiden, in der
Panade wälzen und in heißem Fett frittieren. Hierzu eignet sich ein hoher schmaler Topf.
Soße: Eine gewürfelte Zwiebel in Rapsöl anbräunen und das Mehl untermengen. Gemüsebrühe,
Creola de Coco und ein wenig Hafermilch zügig mit dem Schneebesen unterrühren.

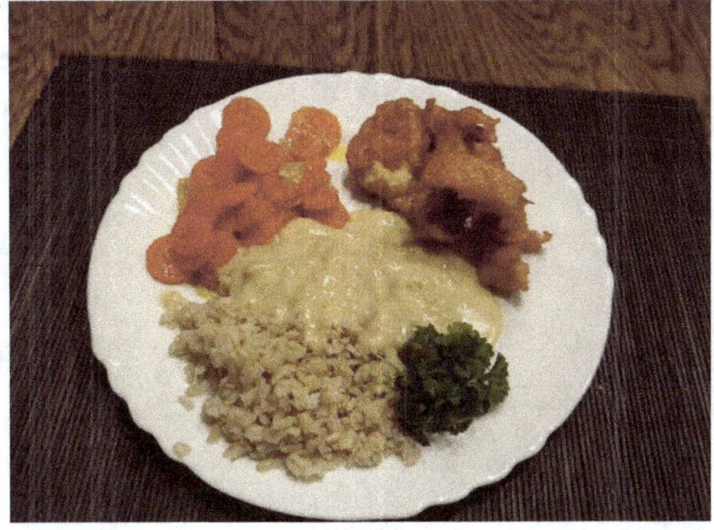

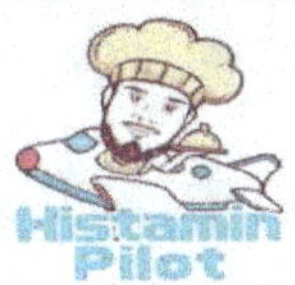

Fruchteis im Glas

Melonen/Pfirsich-Eis
Zutaten:
- 2 Gläser zum Befüllen je 200 ml Inhalt
- 200 g Cantaloupe Melone
- 100 g Pfirsich
- 50 ml Agavendicksaft
- 200 ml Creola de Coco
- 4 klein geschnittene Datteln
- Kokossahne und Früchte zum Dekorieren

Kirsch/Kokosnuss-Eis
Zutaten:
- 2 Gläser zum Befüllen je 200 ml Inhalt
- 300 g tiefgefrorene Sauerkirschen
- 80 ml Agavendicksaft
- 200 ml Creola de Coco
- Kokossahne und Früchte zum Dekorieren

Zubereitung: Für die Herstellung der Kokossahne schauen Sie bitte in mein Rezept „Apfelkuchen mit Kokossahne".
Die für das jeweilige Rezept aufgelisteten Früchte werden tiefgefroren in einen Hochleistungsmixer gegeben und mit den restlichen Zutaten zerkleinert. Das dann entstandene Fruchtmus wird in die Gläser gefüllt und dekoriert. Zur besseren Kühlung stellen Sie bitte die Gläser für zwei Stunden in die Tiefkühltruhe.
Ebenso kann das Eis für eine Woche eingefroren werden. Bitte vor dem Verzehr ca. 30 Min. antauen lassen.

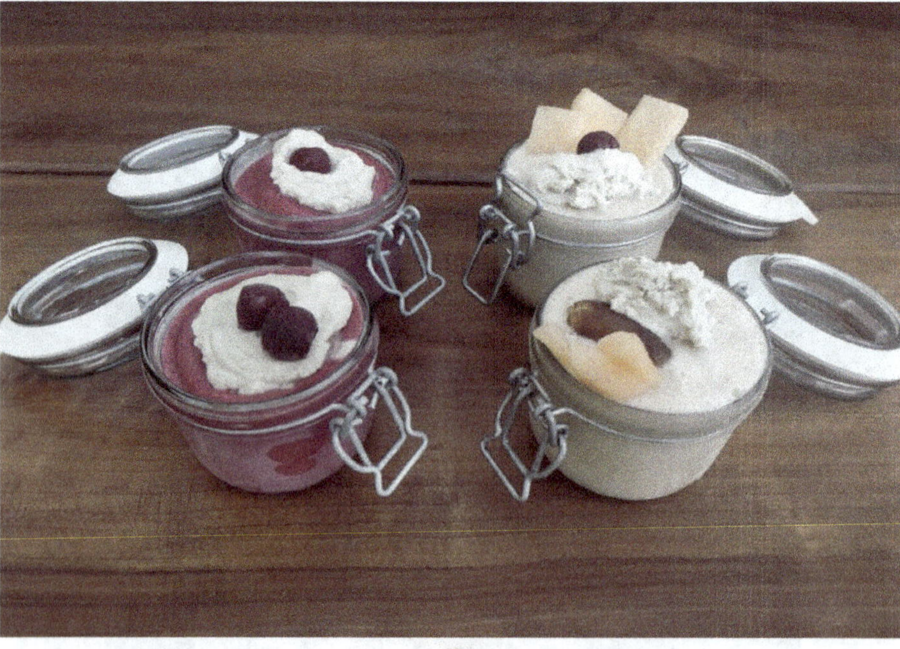

Fruchtiger Rote Bete-Salat

<u>Zutaten für 4 Personen:</u>
- 600 g Rote Bete
- 300 g Knollensellerie
- 2 knackige Bio-Äpfel
- 4 El Verjus
- ½ Bund Petersilie
- 4 El Rapsöl
- 1 El Agavendicksaft
- ½ Tl Salz

<u>Zubereitung</u>: Die Rote Bete waschen und mit Schale ca. 20 Min. bissfest kochen. Den Sellerie schälen, in dünne Streifen schneiden und 2 Min. in Salzwasser blanchieren, abtropfen und abkühlen lassen. Das Salatdressing anrühren, dafür werden das Salz, der Verjus, das Öl, der Agavendicksaft und die klein geschnittene Petersilie miteinander vermengt.
Die Äpfel schälen und in dünne Streifen schneiden, dazu das Kerngehäuse vorher entfernen.
Legen Sie die Apfelstreifen sofort in das Dressing. Den erkalteten Sellerie ebenfalls unterheben.
Die bissfest gekochte Rote Bete schälen, ebenfalls in dünne Streifen schneiden und mit den anderen Zutaten vermengen. Zum Schluß mit etwas Petersilie und Apfelstücken dekorieren.
Tipp: Der Salat schmeckt prima zu Stampfkartoffeln und Baguette.

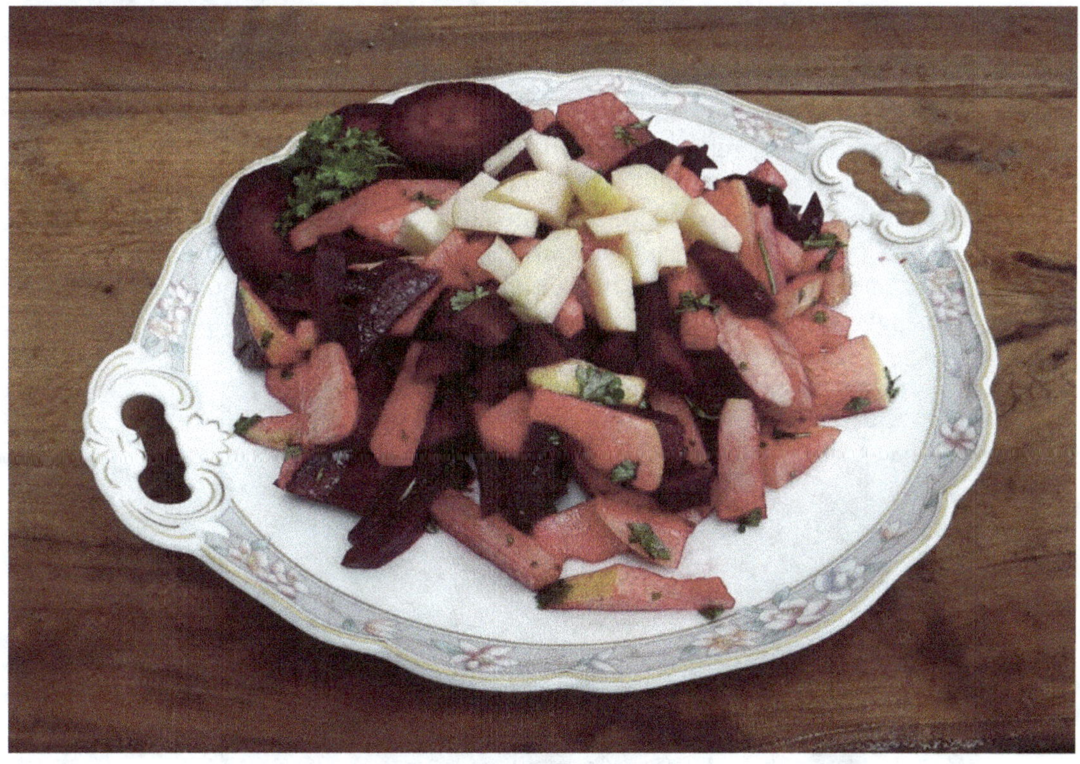

Gebratenes Huhn an Rote Beete mit Püree

<u>Zutaten</u> für 4 Personen.
Huhn:
- 2 Hühnerbrüste
- 1 Tl Salz und 1 Tl Thymian
- 4 El Rapsöl

Rote Beete:
- 4 Knollen Rote Beete
- 200 ml Apfelsaft und 100 ml Wasser
- 1 Tl Salz

Kartoffelpüree:
- 12 mittelgroße Kartoffeln
- 125 ml Creola de Coco
- 1 Tl Salz
- 150 ml Gemüsebrühe

Soße:
- 1 weiße Zwiebel
- 300 ml Gemüsebrühe und 125 ml Creola de Coco
- 1 Tl Salz und 3 El Ur-Dinkelmehl
- 3 El Rapsöl

<u>Zubereitung:</u>
Rote Beete schälen und in Scheiben schneiden. Mit Apfelsaft, Wasser und Salz ca. 40 Min. mit geschlossenem Kochtopf kochen lassen.
Kartoffeln schälen und in Salzwasser ca. 30 Min. kochen. Kartoffelwasser abschütten und mit der Brühe, Creola de Coco auffüllen, zerstampfen und mit Salz abschmecken.
Hühnerbrüste in 4 Portionen aufteilen und mit Thymian und Salz würzen.
Das Fleisch in Rapsöl anbraten und aus der Pfanne herausnehmen.
Die klein geschnittene Zwiebel in dieser Pfanne mit etwas Rapsöl anbraten.
Das Mehl einstreuen und unter die Zwiebel rühren. Mit der Gemüsebrühe und Creola de Coco auffüllen und vermengen. Mit Salz und Thymian abschmecken.
Tipp: Die Rote Beete lässt sich auch gut in Gläsern einfrieren oder einwecken!

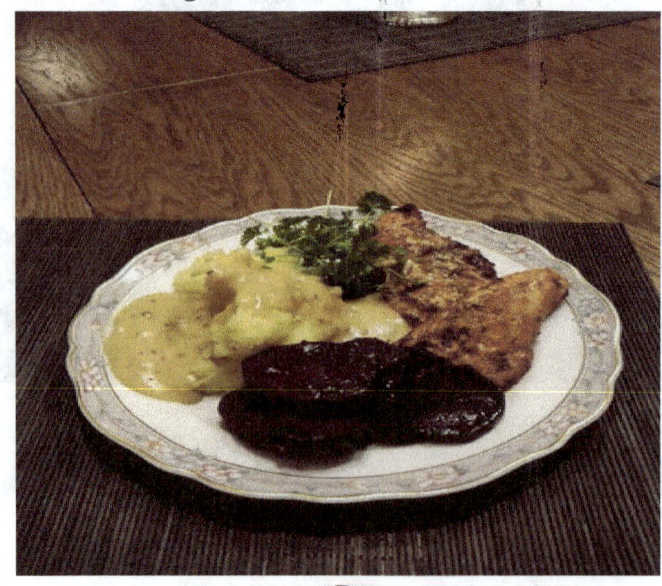

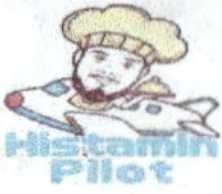

Gebratenes Hühnchen mit gefüllter Paprika

<u>Zutaten für 4 Personen:</u>
- 600 g Hühnerbrust (frisch vom Metzger)
- 250 g Oryza-Reis
- 700 ml Gemüsebrühe und 150 ml extra für die Auflaufform
- ½ Tl Salz
- ½ Tl Paprika-Pulver
- 4 mittelgroße Paprika
- 1 weiße Zwiebel
- ca. 4 El Rapsöl
- ½ Tl. Thymianpulver

<u>Zubereitung</u>:
Den Reis in der Gemüsebrühe ca. 2 Min. bissfest kochen. Das überschüssige Reiswasser abschütten. Die Paprika gut waschen, den Deckel abschneiden, vorsichtig das Kerngehäuse entfernen.
Die ausgehöhlte Paprika in Rapsöl kurz von allen Seiten anbraten. In eine Auflaufform 150 ml. Gemüsebrühe gießen und die Paprika hineinstellen. Die Zwiebel schälen und in Würfel schneiden. In einer Pfanne die gewürfelte Zwiebel mit Rapsöl anbraten. Den Reis unter die Zwiebelwürfel mischen, abschmecken und in die Paprika füllen. Die Paprika ca. 15 Min. bei 150° C in den Backofen geben.
Die Hühnerbrust mit Salz, Paprikapulver und Thymian würzen und in der Pfanne von beiden Seiten goldbraun anbraten. Alles zusammen anrichten.

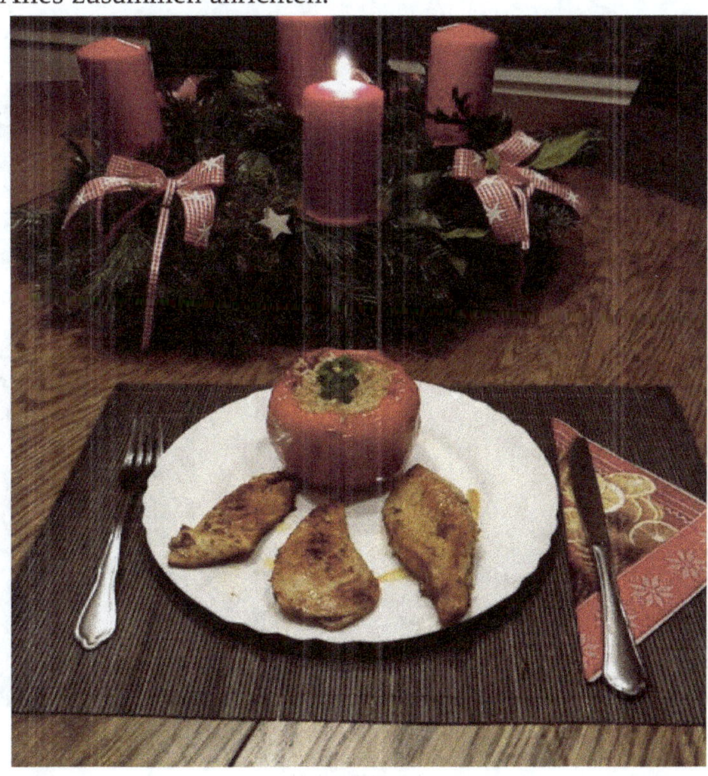

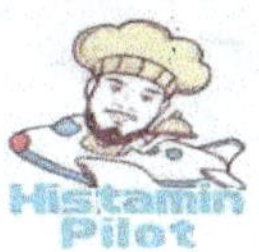

Gemüsebrühe

<u>Zutaten für ca. 3,5 Liter Brühe:</u>
* 1 Staudensellerie
* 1 Knollensellerie
* 3 Pastinaken
* 3 Petersilienwurzeln
* 6 Möhren
* 1 Bund Petersilie
* 1 El Salz
* 4 Liter Wasser

<u>Zubereitung:</u>
Möhren, Knollensellerie, Pastinaken, Petersilienwurzeln waschen, schälen und grob zerkleinern.
Staudensellerie waschen, das Endstück und braune stellen entfernen und in große Stücke schneiden.
Petersilie waschen und alle Zutaten in einen großen hohen Topf geben.
Alle Zutaten 90 Min. in einem großen Topf mit geschlossenem Deckel auf dem Herd köcheln
lassen. Die Brühe durch ein Sieb schütten und in einem anderen großen Topf auffangen.
Das gekochte Gemüse können Sie entsorgen.
Die Brühe so heiß wie möglich in die Weck-Gläser abfüllen, dabei 2 cm Luft zum Deckel lassen.
Gut verschlossene Weck-Gläser oder Marmeladengläser sind im Kühlschrank 3 Tage haltbar.
Die Gläser lassen sich auch gut in der Tiefkühltruhe einfrieren und sind dann mindestens 3 Wochen
haltbar.
Im Wecktopf erhitzte Gläser lassen sich im Küchenregal mindestens 3 Monate aufbewahren.

Tipp: Ich habe bei den o. g. Zutaten keine Zwiebeln verwendet, denn so kann ich die Brühe auch an
schlechten Tagen verwenden.

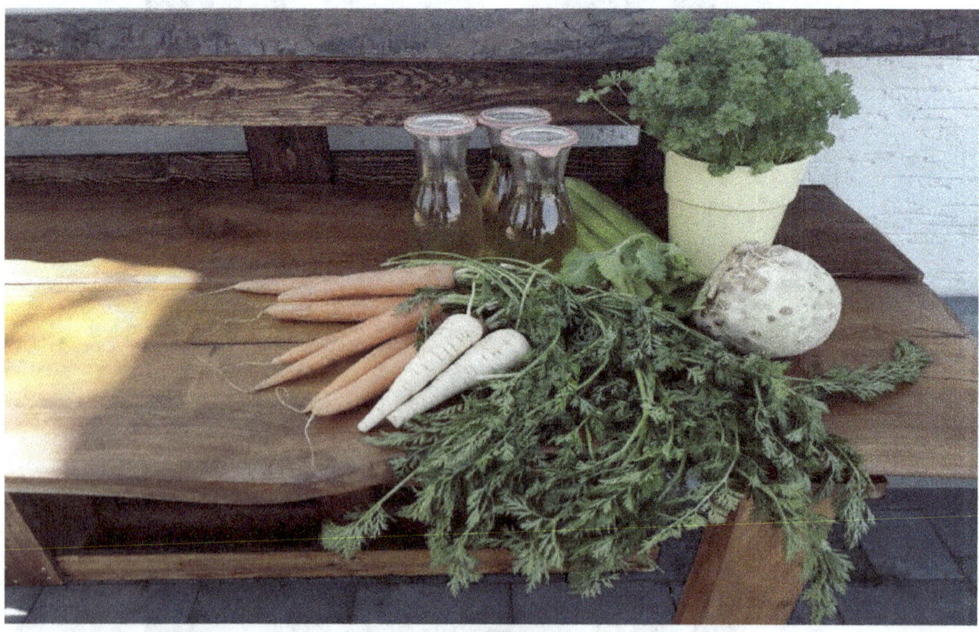

Gemüsesuppe

<u>Zutaten für 4 Personen:</u>
- 1,5 l Gemüsebrühe
- 4 mittelgroße Kartoffeln
- 1 Mini-Blumenkohl und 1 Mini-Brokkoli
- 3 kleine Möhren
- ½ Bund Petersilie
- ½ Tl Salz

<u>Zubereitung</u>: Die Kartoffeln schälen, in Würfel schneiden und in einem kleinem Topf mit Salzwasser 10 Min kochen. Die Möhren schälen und in Scheiben schneiden. Den Blumenkohl und den Brokkoli waschen und die kleinen Röschen auseinanderbrechen. Die Petersilie zerkleinern. In einem großen Topf die Gemüsebrühe erhitzen, die Möhren, den Brokkoli, den Blumenkohl und das Salz hinzugeben. Alles 5 Min köcheln lassen und in der Zeit das Kartoffelwasser wegschütten und die Kartoffeln ebenfalls in die Brühe geben. Die Suppe weitere 5 Min köcheln lassen und zum Schluss die Petersilie hinzugeben.

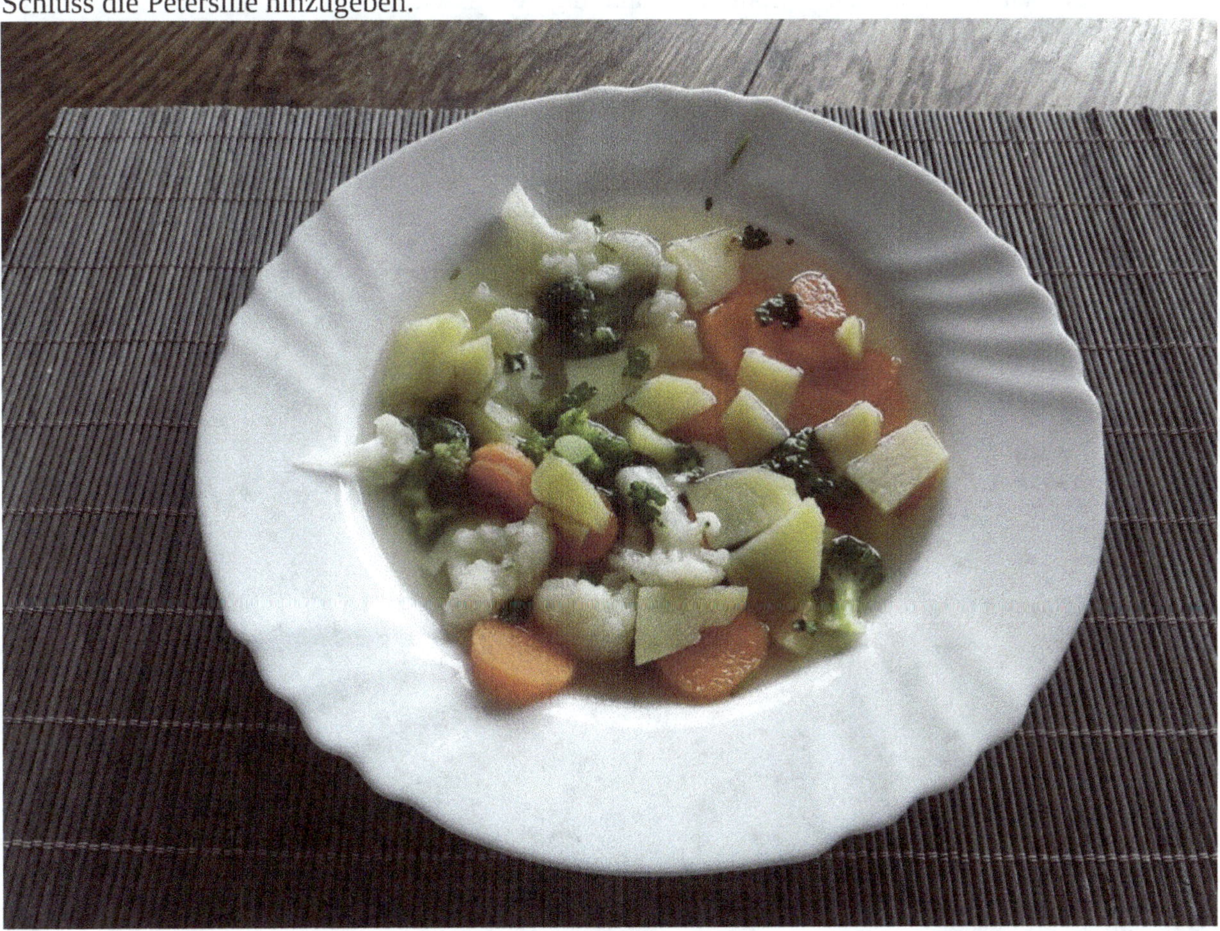

Geschnetzeltes auf Bandnudeln

<u>Zutaten für 3 Personen:</u>
- 400 g Hühnerfleisch (frisch vom Metzger)
- 4 Bio-Möhren
- 150 ml Rapsöl
- 500 g Ur-Dinkelbandnudeln
- 4 El Ur-Dinkelmehl
- 125 ml Creola de Coco
- 300 ml Gemüsebrühe
- 1 Tl Salz
- etwas Petersilie zur Dekoration

<u>Zubereitung:</u>
Die Möhren schälen und in Scheiben schneiden.
Das Hühnchenfleisch in kleine Stücke schneiden und in Rapsöl anbraten.
Wenn das Fleisch gebräunt ist, die Möhren 5 Min. mitgaren lassen.
Das Mehl darüber streuen und unterheben. Creola de Coco und Gemüsebrühe dazugeben und
unterrühren. Die Soße mit Salz abschmecken.
Die Bandnudeln 8 Min. in kochendes Salzwasser geben. Danach alles zusammen anrichten.

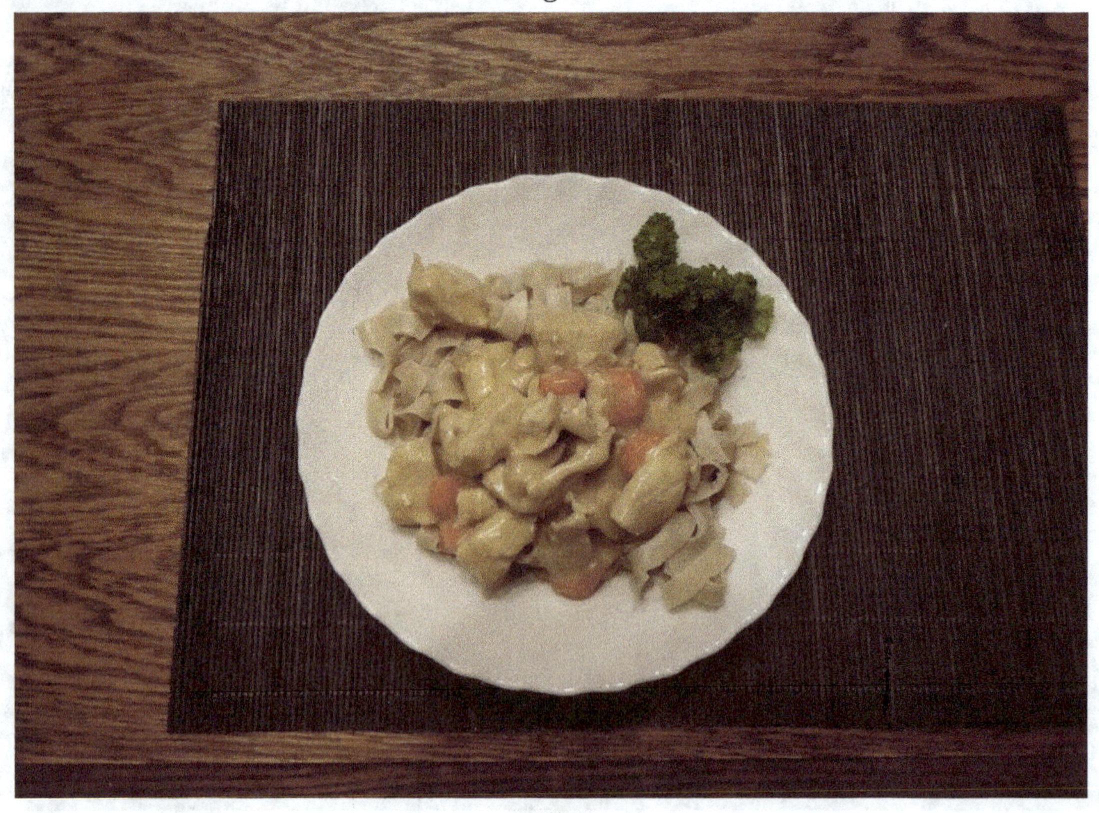

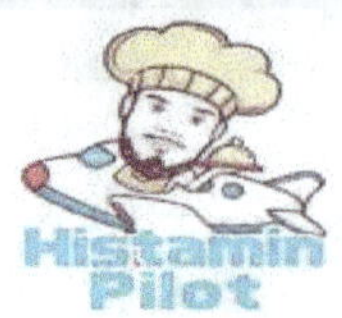

Grießbrei mit Aprikose und geröstetem Hanf

<u>Zutaten für 4 Personen:</u>
Grießbrei

- 200 g feinen Grieß
- 400 ml Creola de Cocoa
- 400 ml Wasser
- ¼ Tl Zimt

Aprikosenmus

- 7 reife Aprikosen
- 2 El Aprikosensirup
- 3 El Rohrohrzucker
- 20 g Hanf

<u>Zubereitung</u>: Wasser, Creola und Zimt erhitzen. Den Grieß einrühren und unter ständigem Rühren 15 Min. quellen lassen.

Für das Topping 1 Aprikose in feine Würfel schneiden und kalt stellen. Die Hanfsamen kurz in einer beschichteten Pfanne erhitzen und abkühlen lassen. Die restlichen Aprikosen entkernen, in kleine Stücke schneiden und mit dem Zucker in einem Topf 15 Min. erhitzen. Dem nun entstandenen Aprikosenmus wird der Sirup untergerührt. Zum Servieren schichten Sie den Grieß, das Mus, die Aprikose und den Hanf in ein Glas. Damit das Mus gut sichtbar ist, füllen Sie es am Rand des Glases ein

Tipp: Der Grießbrei lässt sich warm und kalt genießen. Sie können auch andere histaminarme Obstsorten zum Grieß anrichten, z. B. Kirschen, Weintrauben, Heidelbeeren oder Melonen.

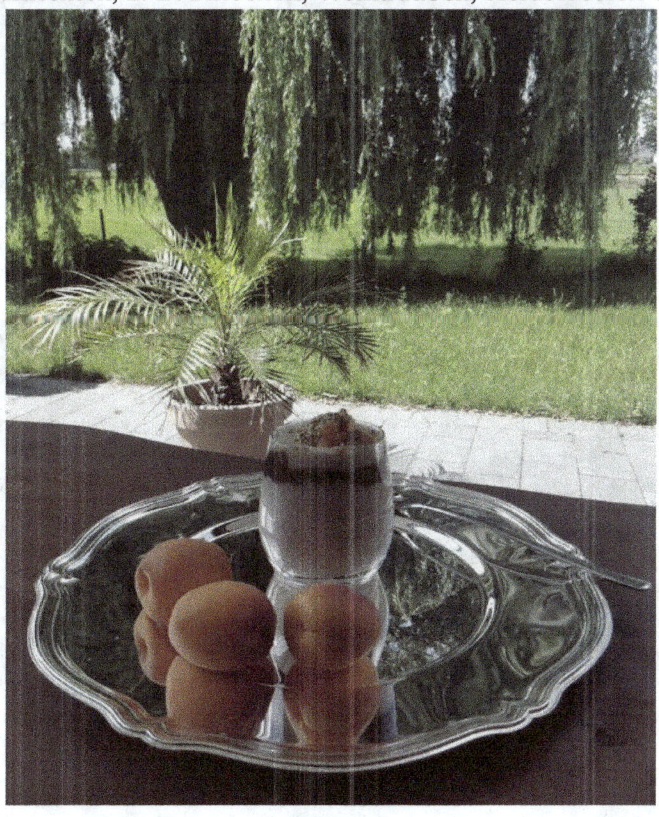

Grießbrei mit Zimt

<u>Zutaten für 4 Portionen:</u>
- 200 g Bio-Ur-Dinkelgrieß grob
- 400 ml Creola de Coco und 400 ml Wasser
- 50 ml Agavendicksaft
- etwas Zimtpulver
- histaminarmes Obst nach Wahl, zum Beispiel Heidelbeeren, Weintrauben oder Sauerkirschen

<u>Zubereitung:</u>
Die Kokosmilch und das Wasser im Topf erhitzen.
Den Grieß mit dem Schneebesen einrühren.
Den Agavendicksaft hinzugeben.
Auf kleiner Flamme unter ständigem Rühren warten, bis der Grieß die Flüssigkeit aufnimmt.
Der Grießbrei kann dann heiß oder kalt, mit Zimtpulver bestreut, gegessen werden.
Obst als Ergänzung dazu reichen.

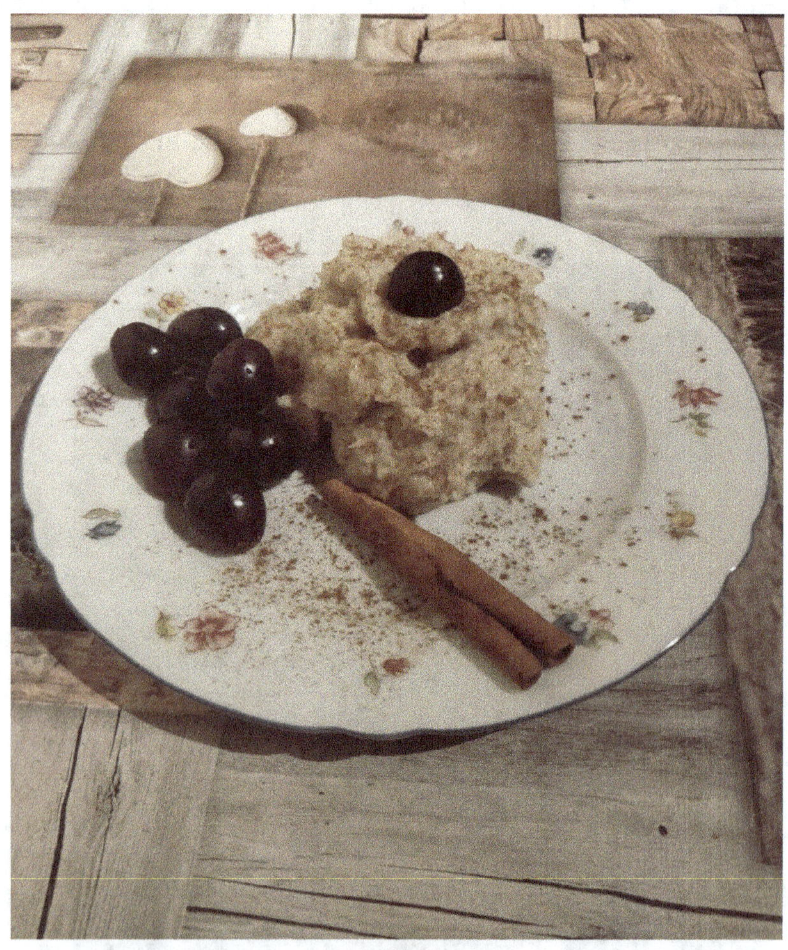

Grießnockerl-Suppe

<u>Zutaten für 4 Personen:</u>
- 60 g Ur-Dinkelgrieß, grob
- 1 Eigelb
- ½ Tl Salz
- 20 ml Rapsöl
- 30 ml Creola de Coco
- 1 l Gemüsebrühe
- etwas Petersilie

<u>Zubereitung</u>:
Dinkelgrieß, Öl, Creola, Salz und Eigelb vermengen. Alles 15 Min. ruhen lassen.
Die Gemüsebrühe erhitzen und mit 2 Tl Nockerln formen und ca. 20 Min. in der Gemüsebrühe
ziehen lassen. Die Nockerl-Suppe mit Petersilie garniert servieren.

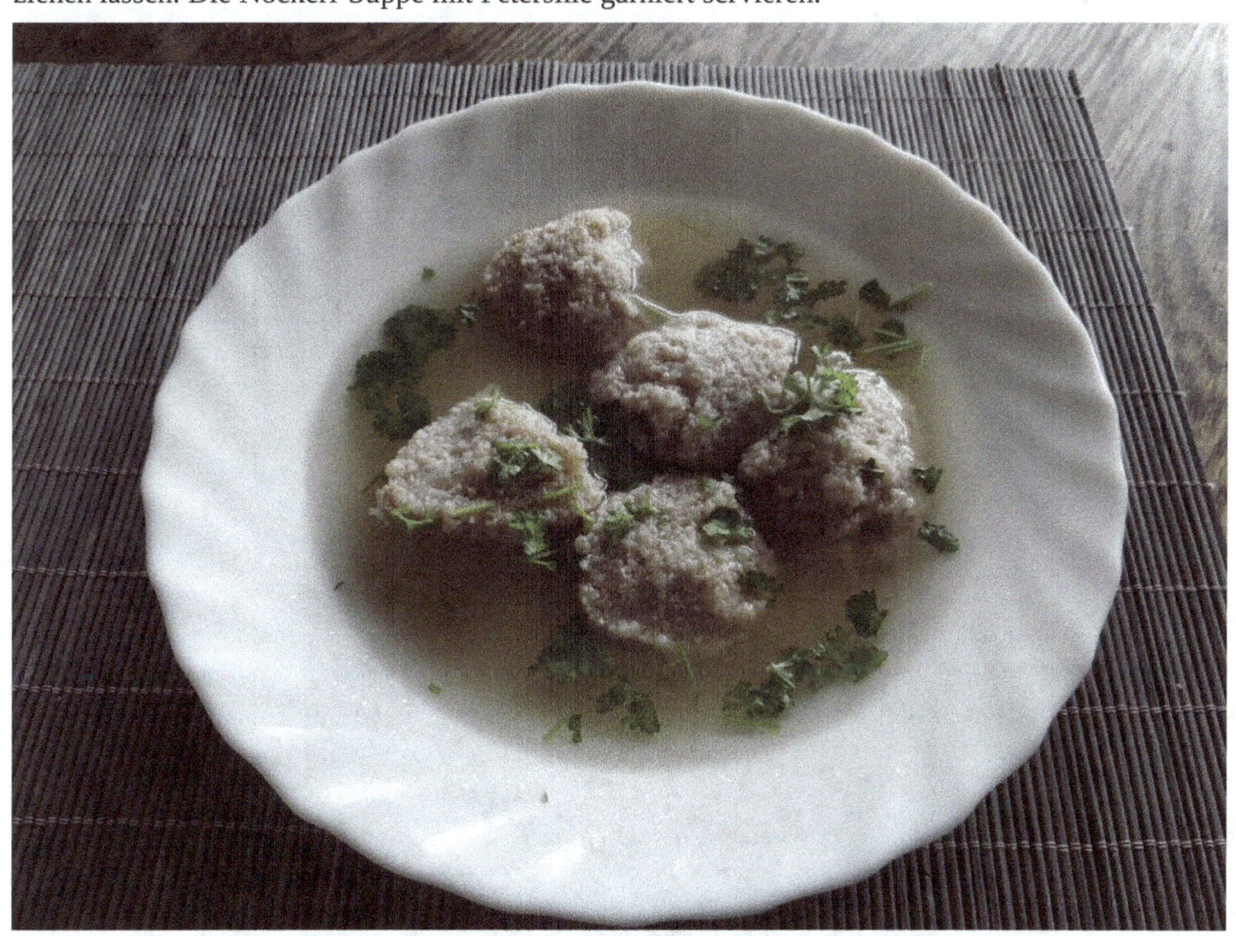

Hähnchenschenkel mit Pommes und Salat

<u>Zutaten für 4 Personen:</u>
Hühnerschenkel:
- 4 Hühnerschenkel
- 1 Tl Thymian, 1 Tl Salz, 1 Tl Paprika-Pulver edelsüß
- 5 El Rapsöl

Pommes:
- 8 große Kartoffeln
- 1 Tl Salz, 4 El Rapsöl

Beilagen:
- Mayonnaise: siehe unser Rezept
- Salat: 1 Fenchel, 7 Radieschen, ½ Tl Salz und 4 El Traubenkernöl

<u>Zubereitung:</u>
Die Gewürze im Mörser zerreiben. Das Öl in eine große Schüssel geben und mit den Gewürzen vermengen. Die Hühnerschenkel gleichmäßig mit der Marinade einreiben und auf ein mit Backpapier ausgelegtes Backblech legen.
Die Hühnerschenkel werden 45 Min. im Backofen (Umluft) bei 170°C gegrillt.
Die Kartoffeln schälen und in Streifen schneiden, auf ein Backblech verteilen. Das Salz und Öl mit den Pommes vermengen. Das Backblech mit den Pommes zu den Hühnerschenkeln in den Ofen schieben.
Die Pommes müssen ca. 30 Min. im Ofen ausbacken.
Die Radieschen und den Fenchel kleinschneiden, salzen und mit Traubenkernöl beträufeln.
Tipp: Wer die Pommes lieber knusprig mag und verträgt, kann auch unser Rezept „Knusper-Pommes" verwenden.

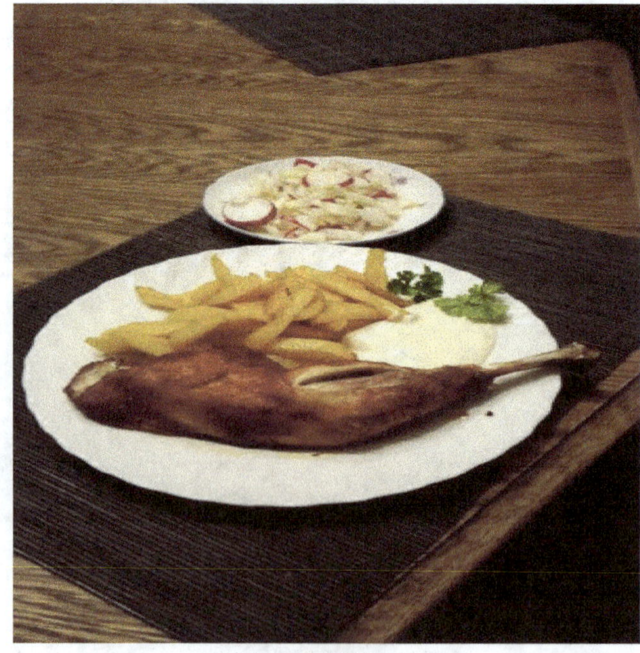

Hirse-Paprika-Schiffchen

<u>Zutaten für 4 Personen:</u>
- 4 große Bio-Paprika
- 300 g Hirse in Trockenmasse und 600 ml Gemüsebrühe

Soße
- 1 Tl Salz, 1 Tl Paprikapulver edelsüß
- ½ Pastinake, ½ Petersilienwurzel und ½ Bund Petersilie
- 50 ml Rapsöl und 50 ml Creola de Coco
- 1 rote entkernte Paprika

<u>Füllung</u>
- 1 Süßkartoffel und 1 Bio-Möhre
- ½ Petersilienwurzel und ½ Pastinake
- 50 ml Rapsöl

<u>Zubereitung</u>: Die 4 Paprika aushöhlen und in eine Auflaufform, die mit 100 ml Wasser gefüllt wurde, hineinstellen. Die Hirse in der Gemüsebrühe kochen bis die Brühe aufgesaugt wurde und bei Seite stellen. Die Zutaten für die Soße in einem Mixer pürieren. Die Zutaten für die Füllung schälen und in kleine Würfel schneiden. Alle Zutaten der Füllung in Rapsöl 5 Min. anbraten. Die Pfanne vom Herd nehmen und die Soße mit der Hirse unterheben. Die Hirsefüllung in die Paprikahälften geben. Die Auflaufform bei geschlossenem Deckel im Ofen bei 180°C Umluft 20 Min. zu Ende garen. **Tipp**: etwas Soße und Petersilie aufheben, um die Schiffchen vor dem Servieren zu Dekorieren.

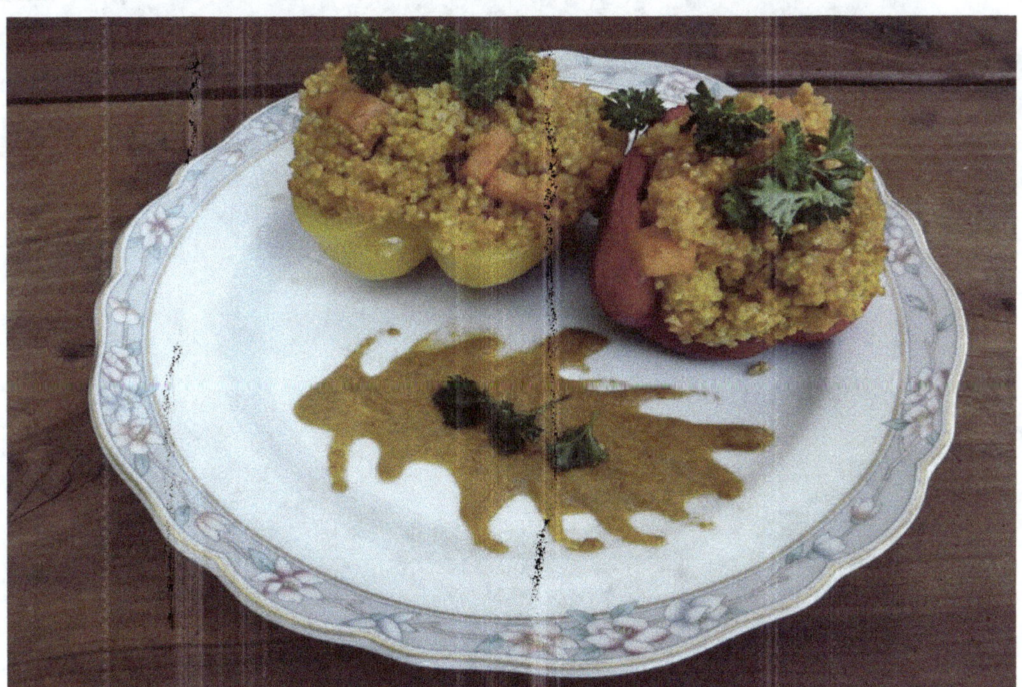

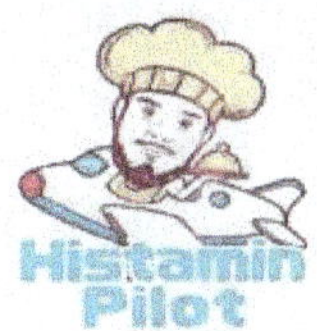

Huhn mit Möhren-Eintopf an Röstzwiebeln

<u>Zutaten für 4 Personen:</u>
- 7 Bio-Möhren und 12 mittelgroße Kartoffeln
- 400 g Hühnchenfleisch
- 2 weiße Zwiebeln
- 300 ml Gemüsebrühe
- 50 ml Rapsöl zum Anbraten
- 125 ml Creola de Coco
- 1 Tl Salz und 1 Tl Paprikapulver edelsüß für das Püree
- ½ Tl Salz und ½ Tl Paprikapulver edelsüß für das Fleisch
- Petersilie zur Dekoration

<u>Zubereitung:</u> Die Kartoffeln schälen, in Würfel schneiden und in Salzwasser 20 Min. köcheln lassen. In der Zeit die Möhren schälen und in Scheiben schneiden. Die Möhren in der Gemüsebrühe 10 Min. kochen lassen. Das Kartoffelwasser wegschütten und die Kartoffeln zu den Möhren geben. Creola de Coco, Salz und Paprikapulver zu dem Gemüse hinzufügen und alles verstampfen. Die Zwiebeln schälen, halbieren und in Streifen schneiden. Das Fleisch grob zerkleinern und im Rapsöl anbraten, bis das Fleisch eine leichte Bräunung angenommen hat. Die Zwiebeln zum Fleisch in die Pfanne geben und unter Rühren garen lassen, bis auch die Zwiebeln eine leichte Bräunung erhalten haben. Etwas Salz und Paprikapulver unter das Fleisch rühren.

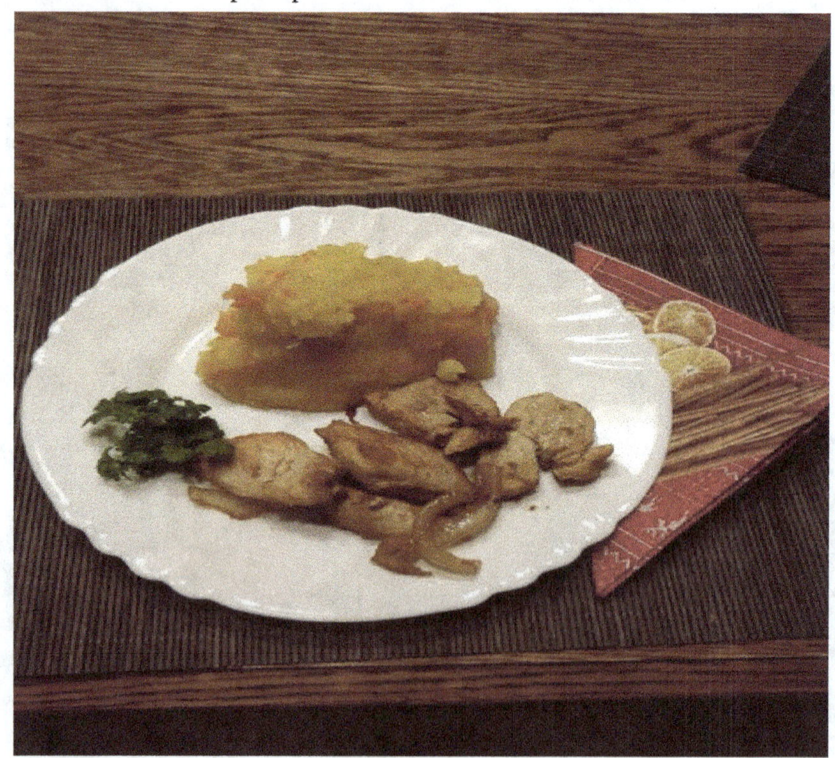

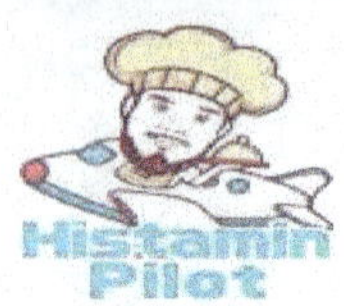

Huhn mit Möhren an Knusper – Pommes

<u>Zutaten für 4 Personen:</u>
- 12 mittelgroße Bio-Möhren
- 2 Hühnerbrüste
- 10 mehlig kochende, mittelgroße Kartoffeln
- 100 ml Rapsöl
- je 1 Tl Salz und Paprikapulver
- 200 ml Branntweinessig
- Küchenpapier
- Paprika-Ketchup – siehe Rezept

<u>Zubereitung</u>: Kartoffeln werden nach dem Rezept Knusper-Pommes zubereitet.
Die Möhren werden geschält, dabei die grünen Enden zur Dekoration stehen lassen.
Das Fleisch in dünne Scheiben schneiden, in Rapsöl anbraten und nach Geschmack würzen.
Die Möhren werden in dem verbliebenen Braten-Fett des Fleisches kurz angegart.
Wer möchte, kann ein wenig Thymian mit ins Bratenfett geben.
Als Soße empfehle ich den Paprika-Ketchup zu den Knusper-Pommes.

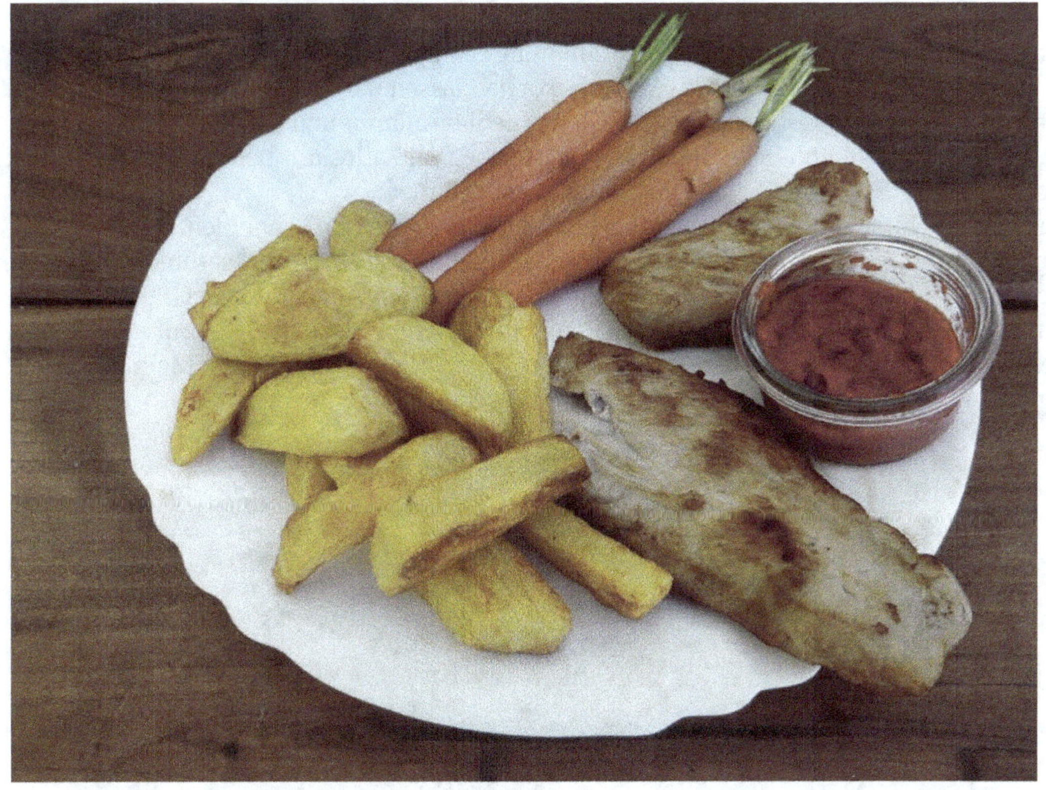

Huhn mit Nusspanade an Brokkoli mit Püree

Zutaten für 4 Personen:
- 400 g Hühnerbrust und 50 ml Rapsöl zum Anbraten

Für die Panade
- 12 Macadamia Nüsse
- 2 Eigelb
- 100 ml Creola de Coco und 100 ml Wasser
- ½ Tl Salz

Beilagen
- 12 mittelgroße Kartoffeln
- 1 Brokkoli und 400 ml Wasser
- 200 ml Creola de Coco und 100 ml Hafermilch
- 1 Tl Salz

Soße
- 50 ml Rapsöl
- 2 El Ur-Dinkelmehl, Typ 630
- 200 ml Creola de Coco und ½ Tl Salz

Zubereitung: Die Kartoffeln schälen, klein schneiden und in Salzwasser kochen. Nach ca. 30 Min. das Kartoffelwasser abschütten. Die Kartoffeln mit Creola de Coco, Hafermilch und Salz verstampfen. Den Brokkoli im Wasser 10 Min. kochen lassen und herausnehmen.
In einer Pfanne 50 ml Rapsöl erhitzen, das Dinkelmehl einrühren und anschwitzen. Jetzt das Wasser, in dem der Brokkoli gekocht wurde, hinzugeben und alles mit dem Schneebesen verrühren. Zum Schluss in die Soße die Creola und das Salz unterrühren.
Die Macadamia Nüsse mit einem sehr scharfen Messer in Scheiben schneiden.
Das Eigelb sorgfältig vom Éiweiß trennen und das Eigelb mit Creola, Wasser und Salz vermengen. Das Fleisch in sehr dünne Scheiben schneiden und in der Eigelb-Panade wälzen und anschließend feste auf die klein geschnittenen Nüsse drücken. Die panierten Fleischstücke mit dem Rapsöl anbraten. Dabei das Fleisch vorsichtig wenden, damit die Nusspanade haften bleibt. Alles zusammen auf einem Teller anrichten.

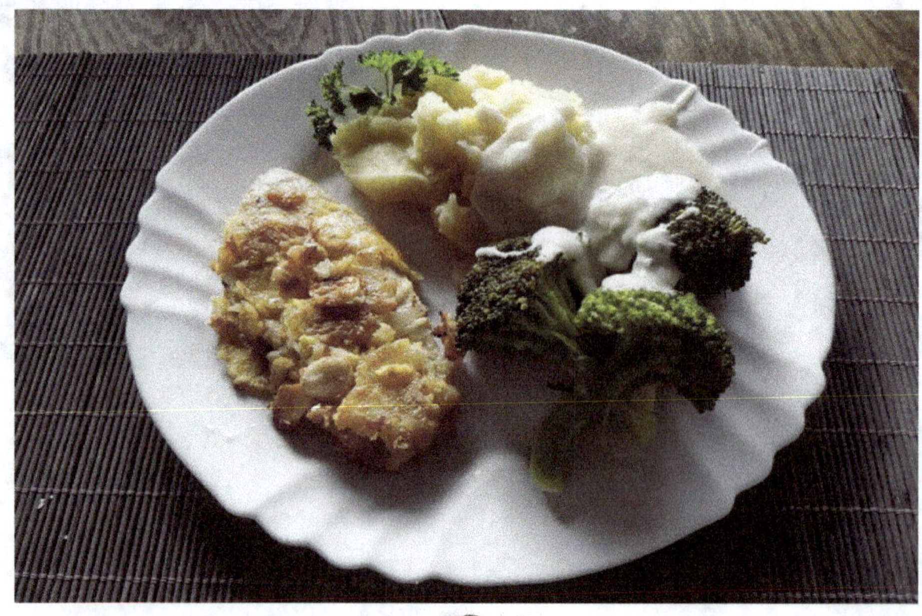

Huhn mit Paprikareis

<u>Zutaten</u> für 4 Personen:
Huhn:
- 600 g Hühnerbrust (frisch vom Metzger)
- 1 Tl Salz
- ½ Tl Thymian-Gewürz und ½ Tl. Oregano
- ½ Tl Paprika-Pulver
- 4 El Rapsöl

Paprikareis:
- 300 g Oryza-Reis
- 600 ml Gemüsebrühe und 400 ml Wasser
- 3 Paprika
- ½ El Salz und ½ El Thymian-Gewürz Pulver
- 1 El Paprika edelsüß Pulver
- 4 El Rapsöl

<u>Zubereitung</u>:
Paprika gut waschen, entkernen, in Würfel schneiden und in einer größeren Pfanne mit Rapsöl andünsten. Dabei mehrmals umrühren und zur Seite stellen.
Reis in der Brühe mit dem zusätzlichen Wasser kochen. Bitte darauf achten, dass der Reis bissfest ist. Die Garzeit beträgt bei kleiner Hitze ungefähr 12 Min.
Reis und Paprika mischen und würzen. In einem Mörser die Gewürze zerreiben.
Das Fleisch in Scheiben schneiden, mit den Gewürzen bestreuen und in Öl anbraten.
Tipp: Der Paprikareis kann in Weckgläser gut gekühlt ca. 10 Stunden lang noch gegessen werden. So hat man jederzeit einen Snack für unterwegs.

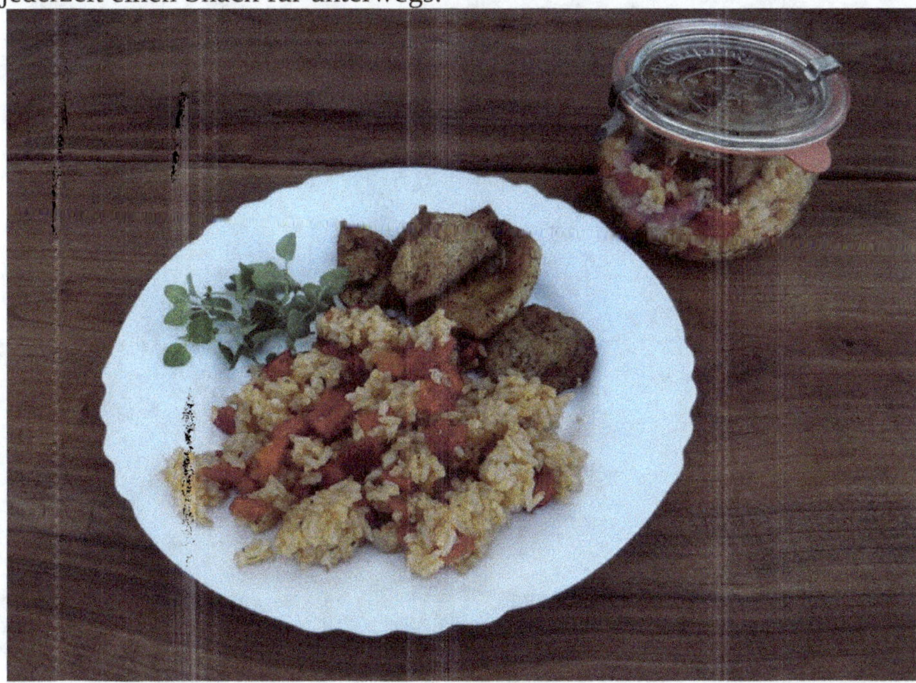

Huhn süß-sauer

Zutaten für 4 Personen:
Beilage: Oryza Langkorn Reis 300 g (Zubereitung nach Herstellerangaben)
Frittiertes Huhn:

- 2 Hühnerbrüste
- 12 El Ur-Dinkelmehl und 250 ml Wasser
- 1 Tl Salz und 1 Tl Paprika-Pulver
- 500 ml Rapsöl

Zubereitung: siehe Rezept frittiertes Huhn mit Möhren.
Soße süß-sauer:

- 300 ml Gemüsebrühe und 200 ml Apfelsaft
- 3 rote Paprika und 100 ml Rapsöl
- 1 Tl Acerola-Pulver und 2 El Honig
- ½ Tl Paprika-Pulver, 1 Tl Salz und 3 El Ur-Dinkelmehl

Beilage Gemüse:

- 4 Möhren, 2 Paprika, 4 Scheiben Weisskohl, 150 ml Rapsöl, 100 ml Wasser

Zubereitung der Soße:
Paprika gut waschen, entkernen, zerkleinern und in dem Öl kurz anbraten. Brühe und 100 ml Apfelsaft hinzugeben und die Flüssigkeit etwas einkochen lassen. Mit einem Pürierstab alles zerkleinern.
100 ml Apfelsaft mit dem Mehl mixen (Shaker) und zum Andicken in die Soße rühren. Unter Rühren kurz aufkochen lassen. Honig, Acerola-Pulver, Salz, Paprika-Pulver unterrühren.
Zubereitung vom Gemüse:
Gemüse waschen, putzen, in Streifen schneiden und mit Rapsöl kurz anbraten. Mit 100 ml Wasser ablöschen und 5 Min. köcheln lassen.

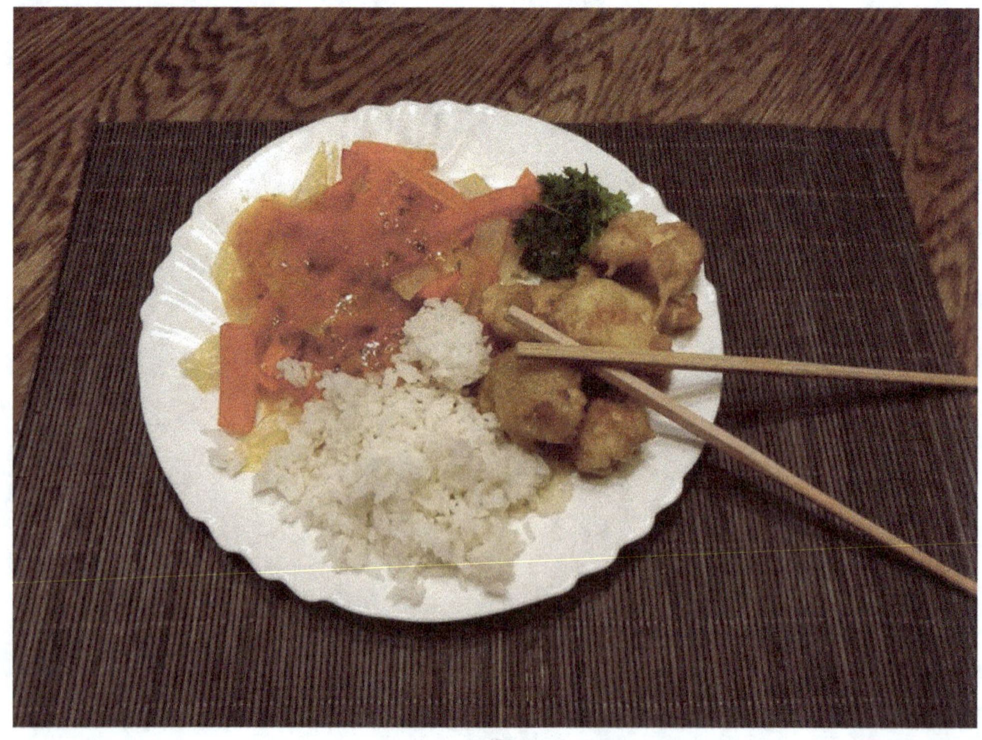

Hühnchen-Gulasch mit Reis

<u>Zutaten für 4 Personen:</u>
Soße

- 400 g frische Hühnchenbrust
- 3 große dunkelrote Paprika
- 80 g Macadamia – Nüsse
- ½ Tl Salz und ½ Tl Paprikapulver und ¼ Tl Thymianpulver
- 200 ml Creola de Coco
- 300 ml Gemüsebrühe
- 2 x 50 ml Rapsöl

Beilage

- 300 g Oryza-Reis und 1 l Wasser und 1 Tl Salz

Dekoration

- Petersilie und 1 Paprika

<u>Zubereitung</u>: Die Paprika waschen, klein schneiden und entkernen. Die Paprika und die Nüsse in einem hohen Topf mit 50 ml Rapsöl anrösten. Bitte häufiger umrühren, da die Nüsse schnell anbrennen. Die Gemüsebrühe, Creola de Coco, Salz, Thymian- und Paprikapulver hinzugeben und mit einem Hochleistungsmixer pürieren und die Paprikasoße zur Seite stellen. Den Reis in 1 l Salzwasser erhitzen und 12 Min. auf kleiner Stufe garen lassen. Bitte probieren Sie den Reis am Ende der Garzeit, damit er noch bissfest ist. Das restliche Wasser abschütten.
Das gut gekühlte Fleisch zügig klein schneiden und in dem Rapsöl anbraten. Wenn das Fleisch eine schöne Bräunung angenommen hat, geben Sie das Fleisch mit dem Bratenfett in die Soße.
Alles zusammen mit der Petersilie und der Deko-Paprika anrichten.

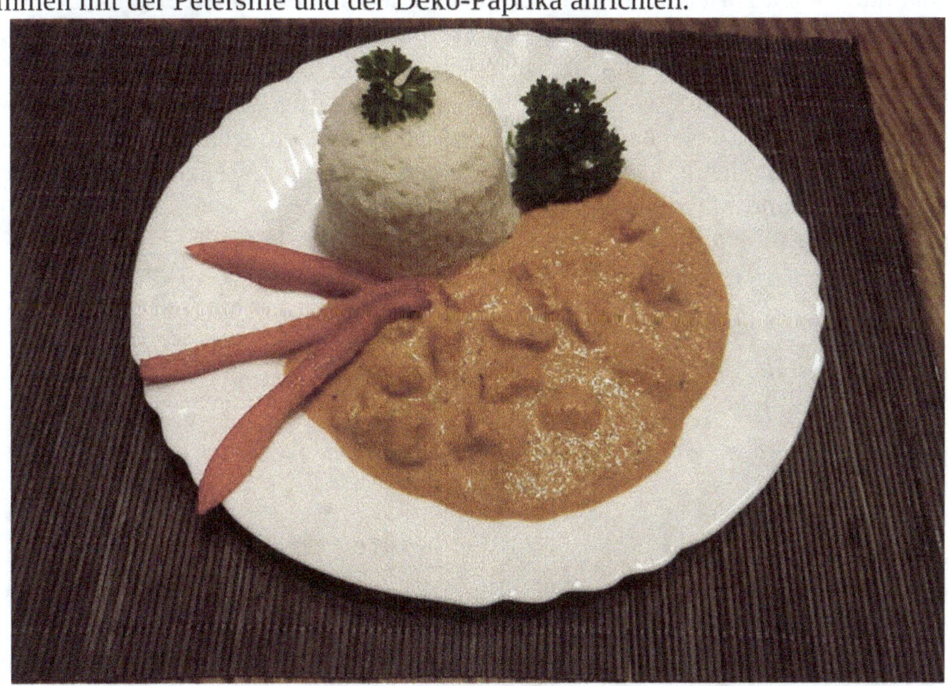

Hühnchenspieße mit Beilage

<u>Zutaten für die Spieße für 4 Personen:</u>
- 400 g Hühnchenbrust
- 2 Paprika
- 1 weiße Zwiebel
- 10 Schaschlikspieße (je 20 cm Länge)
- 100 ml Rapsöl
- ½ Tl Salz, ½ Tl Thymianpulver, ½ Tl Oreganopulver, ½ Tl Basilikumpulver

<u>Zutaten Rosmarinkartoffeln:</u>
- 8 große Kartoffeln
- 1 Tl Salz, 1 Tl Paprikapulver, 4 El Rapsöl, 4 Zweige frischer Rosmarin

<u>Zubereitung</u>: Die Kartoffeln schälen, in Streifen schneiden und auf ein mit Backpapier ausgelegtes Backblech ausbreiten. Die Rosmarinnadeln vom Stil abzupfen und über die Kartoffeln streuen. Ebenso wird das Rapsöl, das Salz und das Paprikapulver auf die Kartoffeln gegeben. Bitte vermengen Sie nun mit den Händen die Gewürze und das Öl gleichmäßig auf die Kartoffelstücke.

Die Paprika waschen und in breite Streifen schneiden, die Sie bitte einmal in der Mitte teilen (quadratisch). Die Zwiebel schälen, vierteln und die einzelnen Schichten der Zwiebel auseinander zupfen. Die Gewürze in einem Mörser zermalen. Das Öl mit den Gewürzen in eine große Schüssel geben. Das gut gekühlte Fleisch in quadratische Stücke schneiden und in dem Gewürz-Rapsöl wälzen. Jetzt nehmen Sie bitte einen Schaschlikstab und spießen abwechselnd 1 Stück Fleisch, 1 Stück Paprika und 1 Stück Zwiebel auf den Stab, bis an den beiden Enden nur noch ca. 3 cm Holzspieß herausschaut. Legen Sie die Spieße auf ein Backblech und schieben Sie das Backblech auf die untere Einschubleiste in den Ofen. Ebenso schieben Sie dann das Backblech mit den Kartoffeln bei 150 °C Umluft für etwa 45 Min. in den Ofen (mittlere Einschubleiste), bis die Kartoffeln gut gebräunt sind. Gelegentlich sollten Sie die Kartoffeln wenden und die Spieße drehen.
Tipp: Als Beilage empfehle ich Feldsalat mit Kräutersoße und meine selbstgemachte Mayonnaise (siehe Rezept Salatsoße und Mayonnaise).

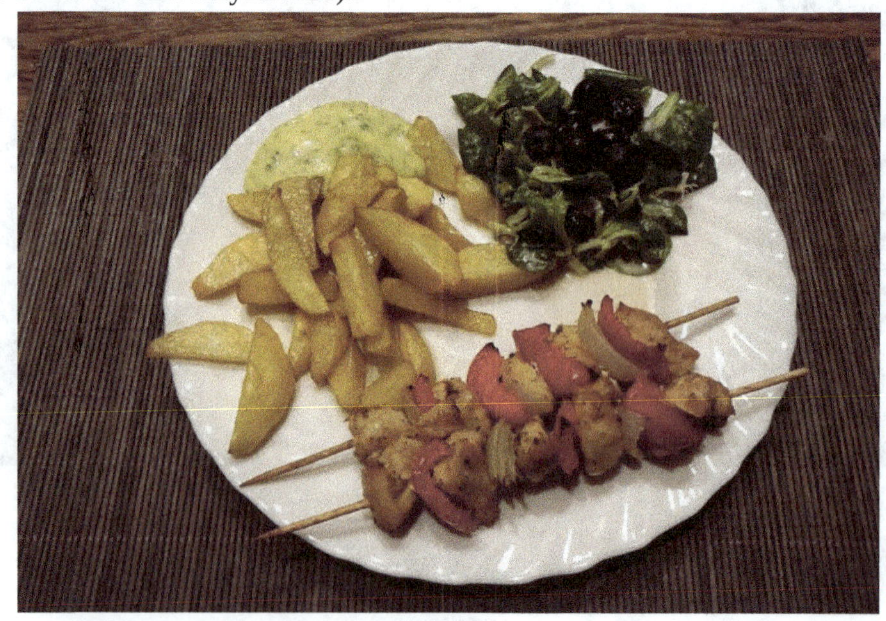

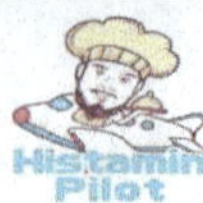

Hühnerbrühe

<u>Zutaten für 3 Liter Brühe:</u>
- 1 großes Kikokhuhn
- 4 Liter Wasser
- 1 Knollensellerie und 4 Bio-Möhren
- 1 Bund Petersilie

<u>Zubereitung:</u> Das Huhn mit kaltem Wasser waschen und in einen großen Topf legen. Den Topf mit 4 Liter Wasser auffüllen. Möhren waschen, schälen, in große Stücke schneiden und in den Topf legen. Den Sellerie waschen, halbieren, von oben nach unten die Schale abschneiden, in Stücke schneiden und zu dem Huhn geben. Ein paar schöne Sellerieblätter waschen und ebenfalls in den Topf legen. Die Petersilie waschen, ein Stück vom unteren Stängelteil abschneiden und auch in den Topf geben. Alles 2 Stunden köcheln lassen. Gemüse und Petersilie herausfischen und entsorgen. Das Huhn vorsichtig herausheben, denn es löst sich sehr schnell vom Knochen. Die Brühe durch ein Sieb geben und in verschliessbare Gläser abfüllen. Im Kühlschrank hält sich die Brühe 1 Woche, in der Gefriertruhe 3 Wochen und eingeweckt mindestens 3 Monate.
Tipp: Von dem Hühnerfleisch lässt sich gut ein Frikassee oder eine Hühnersuppe kochen.
Bitte das Fleisch zügig verarbeiten, damit es kein Histamin bildet.

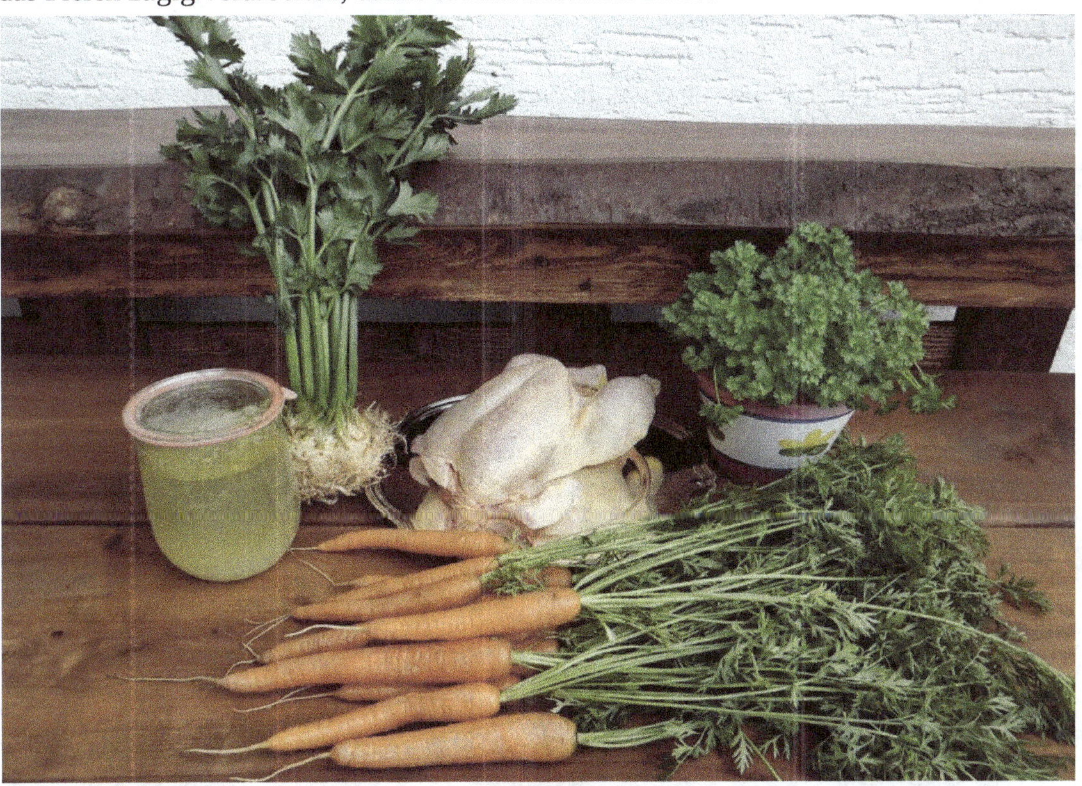

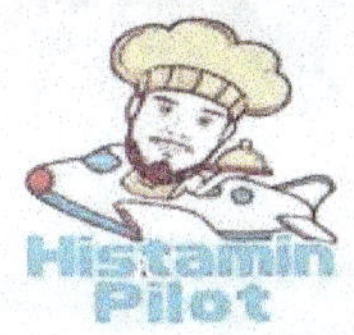

Hühnerfrikassee

<u>Zutaten für 3 Personen:</u>
- 300 g ausgelöstes Hühnchenschenkelfleisch (frisch vom Metzger)
- 3 Möhren
- 1 weiße Zwiebel
- 100 ml Rapsöl zum Anbraten

Soße
- 7 El Rapsöl
- 4 El Ur-Dinkelmehl
- 300 g Gemüsebrühe
- 200 ml Creola de Coco und 200 ml. Hafermilch
- 2 Tl Salz und ½ Tl Paprika-Pulver

Beilage: 200 g Oryza-Reis und etwas Petersilie

<u>Zubereitung:</u>
Den Reis nach Verpackungsvorgabe kochen. Die Möhren schälen und in Scheiben schneiden.
Die Zwiebel schälen, halbieren und in Würfel schneiden.
Das gut gekühlte Hühnchenfleisch zerkleinern und in Rapsöl anbraten.
Die Möhren und die Zwiebel zum Fleisch in die Pfanne geben.
Gemüse und Fleisch aus der Pfanne nehmen. In der Pfanne die Sauce anrühren:
6 El. Rapsöl erhitzen und Ur-Dinkelmehl einrühren. Mit der Gemüsebrühe, der Hafermilch und
Creola de Coco ablöschen und gut verrühren. Die Soße aufkochen lassen und mit Salz und
Paprikapulver abschmecken. Zum Schluss das Fleisch und das Gemüse in die Soße geben.
Teller mit etwas Petersilie dekorieren.

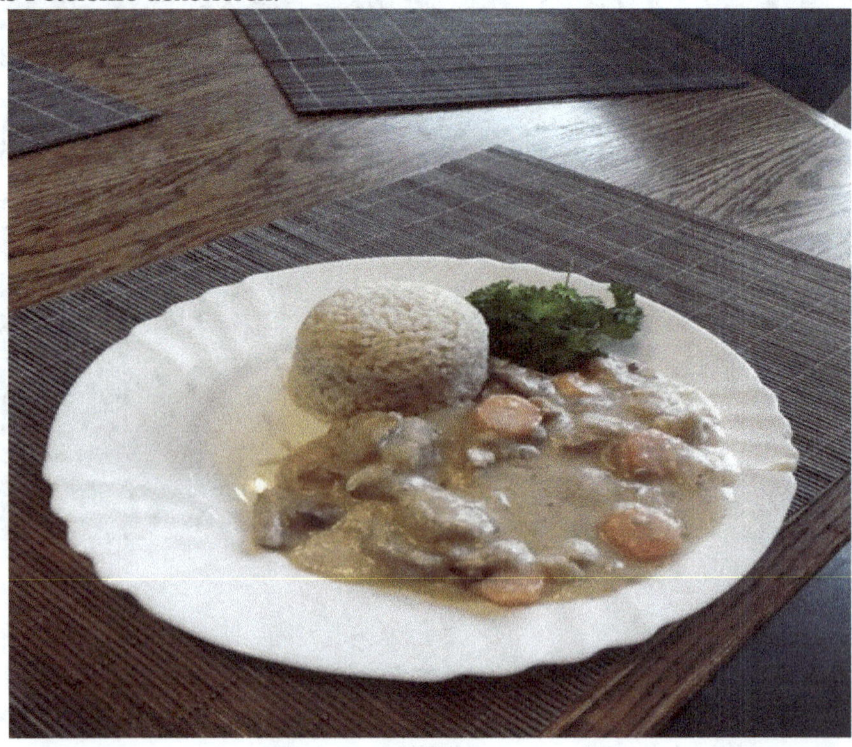

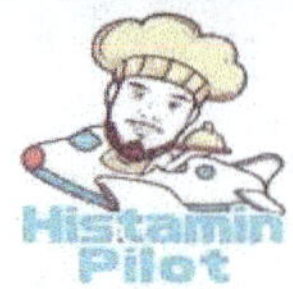

Kartoffel-Pastinaken Auflauf

<u>Zutaten als Beilage für 10 Personen:</u>
- 700 g Pastinaken
- 1 kg Kartoffeln
- 800 ml Gemüsebrühe
- 200 ml Creola de Coco
- 80 ml Rapsöl
- 4 gehäufte El Urdinkelmehl
- 2 Tl Salz und 2 Tl Kräuter de Provence
- ¼ Tl echter Kümmel und ¼ Tl Fenchelsamen

<u>Zubereitung</u>: Kartoffeln und Pastinaken schälen und in dünne Scheiben schneiden. Das Gemüse 6 Min. kochen, das es noch bissfest ist. Das Wasser abgießen und das Gemüse in eine Auflaufform geben. Rapsöl erhitzen und das Mehl einrühren. Mit der Gemüsebrühe und Creola ablöschen. Alle Gewürze in einem Mörser zermalen und in die Soße geben. Die Soße über das Gemüse gießen und die Auflaufform in einen vorgeheizten Backofen schieben und dann bei 180° C Umluft für 15 Min. backen. Kontrollieren Sie, ob die Soße eine schöne Bräunung angenommen hat und holen Sie diese dann zügig aus dem Ofen.

Tipp: Der Auflauf eignet sich prima mit einer Salatbeilage als veganes Hauptgericht.
Für die Grillfans lässt sich die Gemüsebrühe durch Hühnerbrühe austauschen und die Kartoffeln sind eine prima Beilage zum Grillgut.
Wahlweise können Sie die Pastinaken durch Süßkartoffeln, Kartoffeln, oder Möhren austauschen.

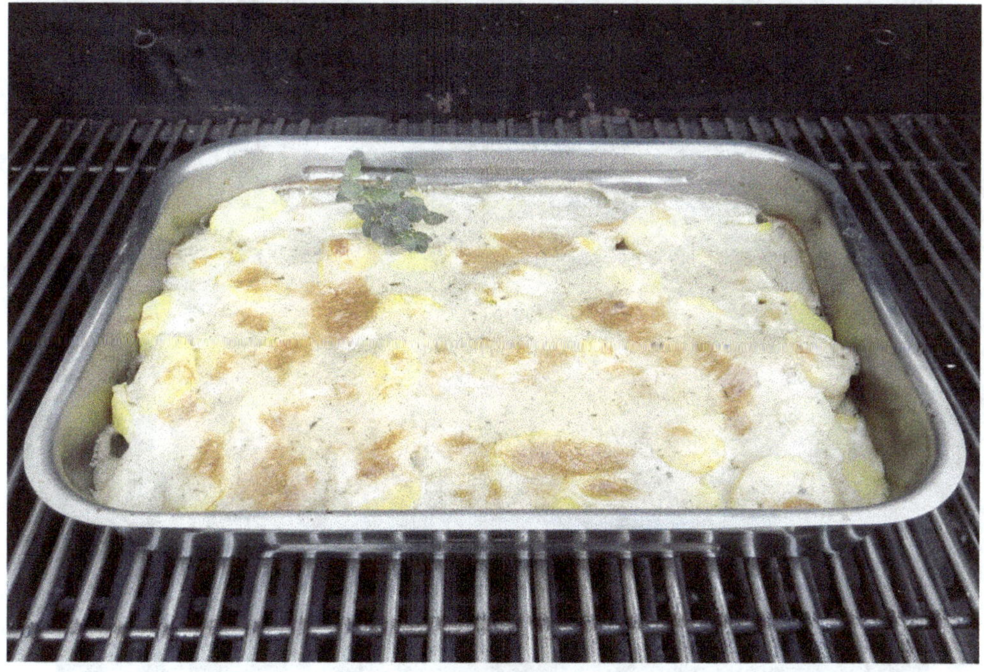

Kartoffelpuffer mit Apfelmus

<u>Zutaten für 4 Personen:</u>
Kartoffelpuffer:
- 12 mittelgroße Kartoffeln
- 1 weiße Zwiebel
- 3 El Ur-Dinkelmehl
- 2 Eigelb
- 1 Tl Salz
- 300 ml Rapsöl zum Anbraten

Apfelmus:
- 6 große Äpfel
- 150 ml Wasser

<u>Zubereitung:</u>
Die Kartoffeln schälen und auf einer Reibe zerkleinern. Die Zwiebel schälen und ebenfalls auf der Reibe zerkleinern.
Das Dinkelmehl, Eigelb und Salz untermischen. Eine Pfanne mit reichlich Rapsöl erhitzen.
Mit einem Löffel den Kartoffelpufferteig portionsweise in die Pfanne geben.
Die Puffer von beiden Seiten goldgelb braten. Die Äpfel schälen, zerkleinern, entkernen und in dem Wasser 15 Min. köcheln lassen. Wer möchte, kann die Äpfel gerne pürieren.

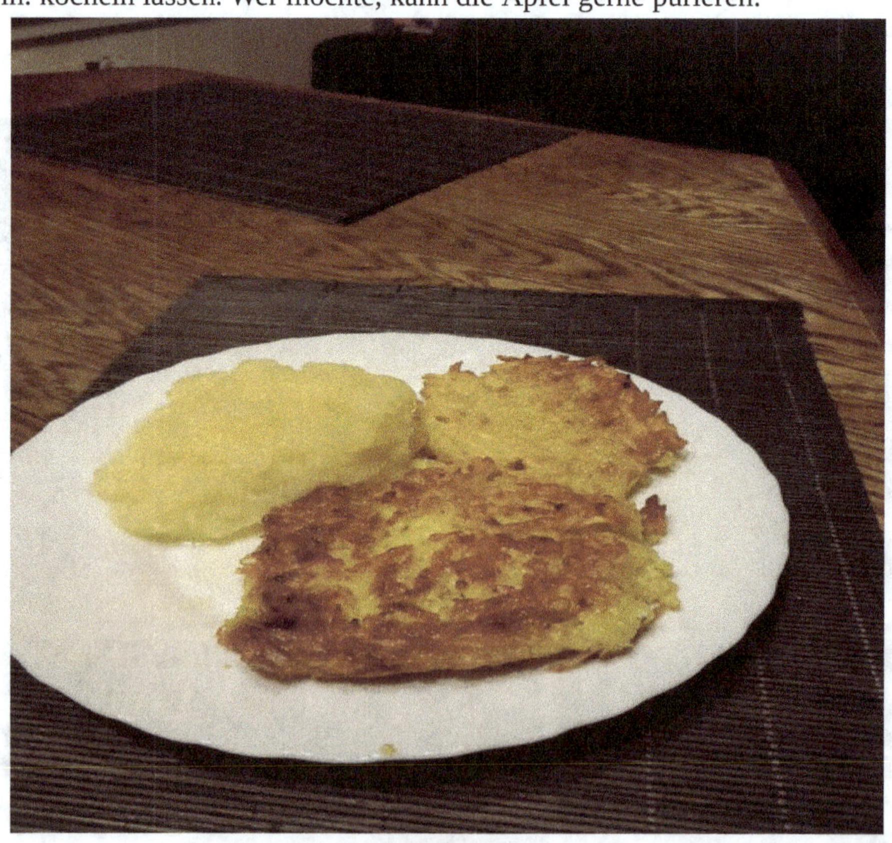

Kartoffelsuppe mit Brotrösterchen

<u>Zutaten für 4 Personen:</u>
- 800 ml Gemüsebrühe
- 600 g Kartoffeln
- 1 weiße Zwiebel
- 6 El Rapsöl
- 200 ml Creola de Coco
- 1 Tl Salz

Beilage:
- 4 Scheiben Dinkelbrot
- Rapsöl zum Anbraten
- etwas Petersilie zum Dekorieren

<u>Zubereitung:</u> Kartoffeln schälen, in kleine Würfel schneiden und in Salzwasser kochen. Die Zwiebel schälen, in kleine Würfel schneiden und in einem großen Topf mit Rapsöl anschwitzen. Die Gemüsebrühe zu den Zwiebeln geben. Das Kartoffelwasser abgiessen und die Kartoffeln ebenfalls zur Brühe hinzufügen. Alles 10 Min. köcheln lassen und die Creola de Coco und das Salz dazugeben. Zum Schluss die Zutaten mit einem Pürierstab pürieren.
Die Dinkelbrotscheiben in Würfel schneiden und in einer beschichteten Pfanne in Rapsöl anrösten. Die Petersilie waschen und zerkleinern. Alles zusammen anrichten.

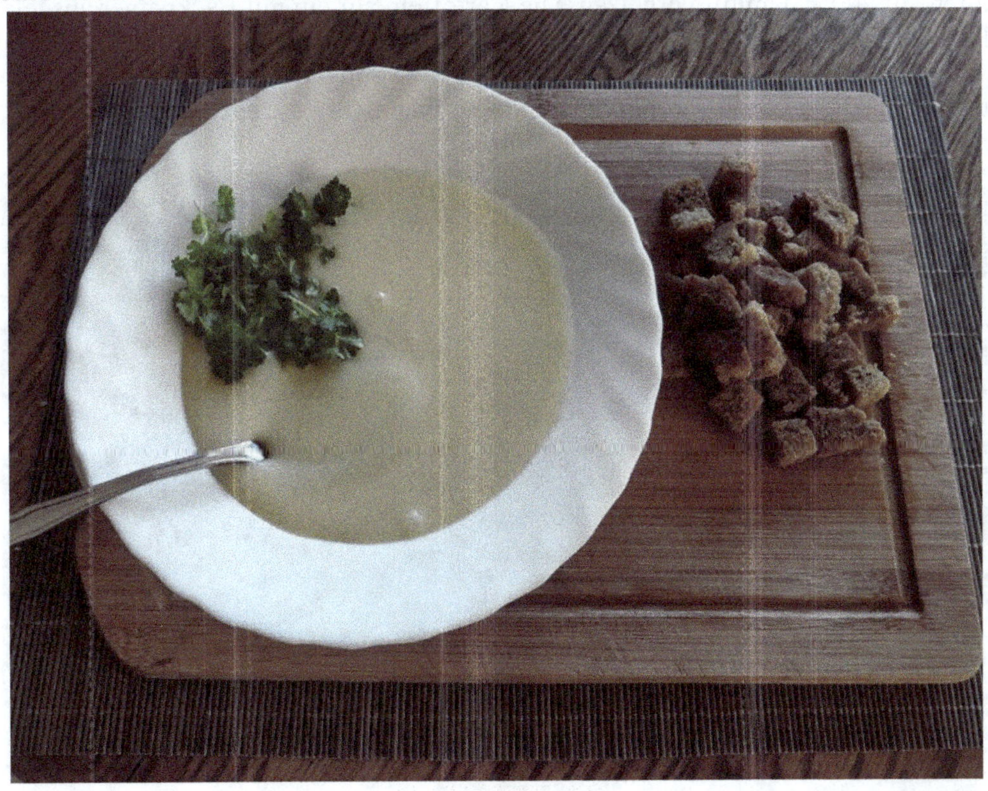

Knusper-Pommes

<u>Zutaten für 4 Personen als Beilage:</u>
- 10 mehlig kochende, mittelgroße Kartoffeln
- 1 Tl Salz, 1 Tl Paprikapulver
- 200 ml Branntweinessig
- Wasser zum Kochen
- 50 ml Rapsöl
- Küchenpapier

<u>Zubereitung:</u>
Die Kartoffeln schälen und in daumendicke Pommesstreifen schneiden.
Die Streifen in einem Topf mit Wasser bedecken und den Essig dazugeben. Das Wasser zum Kochen bringen und die dicken Pommes 4-5 Min. kochen lassen. Bei dünnen Pommesstreifen nur 2-3 Min. kochen lassen.
Hinweis: Die Kartoffeln werden nur angegart, also blanchiert.
Die Kartoffeln in einem Sieb abschütten und kurz ausdampfen lassen.
In der Zeit Küchenpapier auslegen, worauf die Kartoffeln geschüttet werden. Diese mit einem weiteren Küchenpapier von oben abtupfen. Die Kartoffeln nun in eine Schüssel legen, das Öl hinzugeben und die Kartoffeln in der Schüssel schwenken, bis das Öl sich überall verteilt hat. Den Backofen auf 200°C Umluft vorheizen. Die Kartoffeln auf ein mit Backpapier ausgelegtes Backblech so verteilen, dass zwischen jedem Kartoffelstreifen etwas Abstand ist. Die Kartoffeln in den Ofen schieben und 30 Min. knusprig backen. Dabei zweimal die Pommes wenden. Die fertigen Pommes in eine Schüssel geben und mit Salz und Paprikapulver bestreuen. Die Schüssel schwenken, um die Gewürze gleichmäßig zu verteilen.

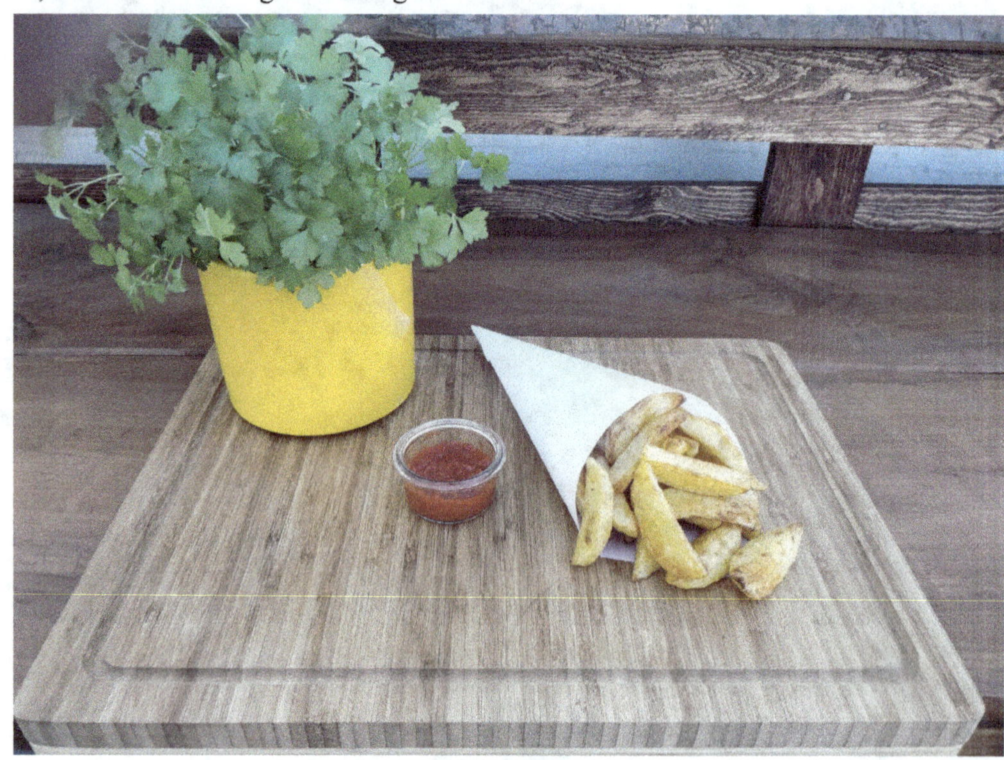

Kokoseis als Obst-Topping

<u>Zutaten für 3 Eis:</u>
- 400 ml Creola de Coco (Tetra-Pack)
- 40 g Rohrohrzucker
- 2 El Kokosraspeln
- 1 Eigelb Größe M
- 2 Blatt Gelantine

<u>Zubereitung:</u> Die Gelantine in kaltes Wasser einlegen. Die Kokoscrème in einen Topf erhitzen. Das Eigelb mit dem Zucker vermischen und unter Rühren in die heiße Kokoscrème geben (nicht kochen). Das Wasser aus der Gelantine ausdrücken und in der heißen nicht kochenden Crème auflösen. Den Topf mit der Crème in kaltes Wasser stellen und schnellstmöglich herunterkühlen. Den Topf dann ins Eisfach stellen und alle 30 Min. mit einem Mixer durchrühren. Nach 4 Stunden ist das Eis fertig.
Tipp: Da das Eis sehr mächtig ist, empfehlen wir es als Topping für Sauerkirschen.

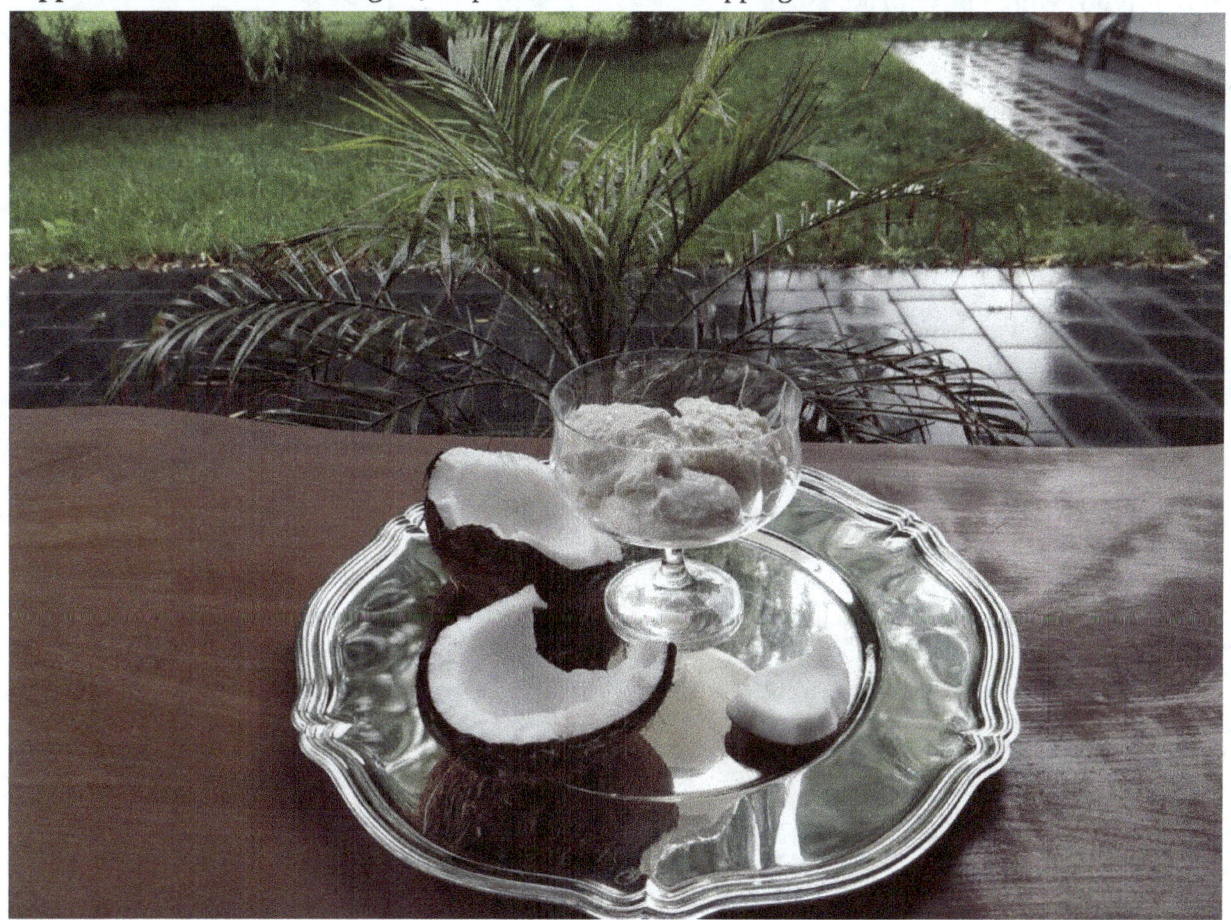

Kräuter- und Paprikadressing für Pellkartoffeln

Pro Person rechne ich 2 große Kartoffeln und einen kleinen Salat als Beilage. (Siehe Salatrezepte).
Die Kartoffeln waschen und mit Schale im Salzwasser 40 Min kochen. Wenn sich die Kartoffel mit
dem Messer leicht einstechen lässt, ist diese gar. Die Schalen werden zum Verzehr entfernt.

Kartoffeldressing mit Kräutern

<u>Zutaten:</u>

- ½ Bund Petersilie
- 100 ml Rapsöl
- 100 ml Creola de Coco
- 6 Macadamia Nüsse
- ¼ Tl Salz

Die Zutaten im Hochleistungsmixer vermengen und über die Kartoffeln geben.

Kartoffeldressing mit Paprika

<u>Zutaten:</u>

- 2 Paprika
- 100 ml Rapsöl
- 200 ml Creola de Coco
- 6 Macadamia Nüsse
- 150 ml Gemüsebrühe
- ¼ Tl Salz und Paprikapulver

Die Paprika gut waschen, klein schneiden und entkernen. In einem hohen Topf das Öl erhitzen, die
Paprika mit den Nüssen kurz anbraten. Danach den Topf vom Herd nehmen und die übrigen Zutaten
dazugeben. Mit einem Hochleistungsmixer alles zerkleinern. Das Dressing über die warmen
Kartoffeln geben.

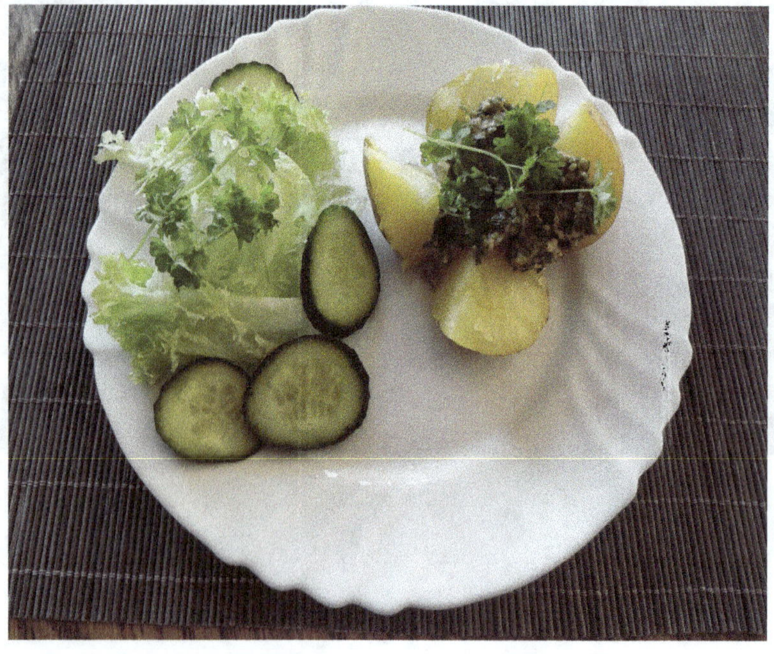

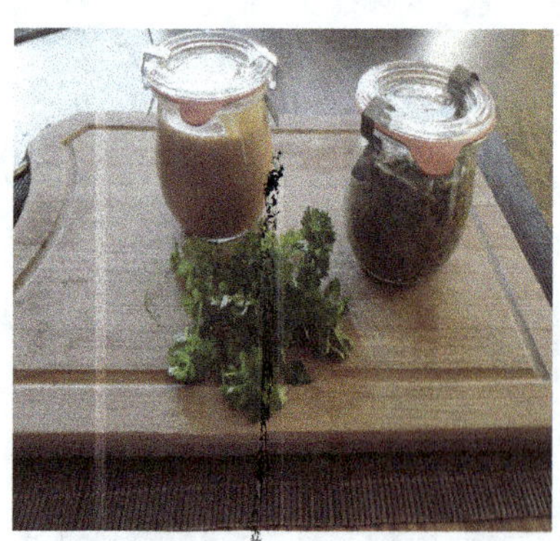

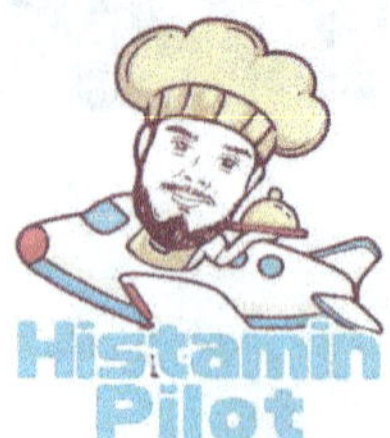

Kürbis-Kartoffelsuppe

<u>Zutaten für 4 Personen:</u>
- 1 kleiner Hokkaido-Kürbis
- 300 g Kartoffeln
- 1 weiße Zwiebel
- 1 Tl Salz
- 150 ml Creola de Coco
- 6 El Rapsöl
- 200 ml Wasser
- 600 ml Gemüsebrühe

<u>Zubereitung:</u>
Den Kürbis halbieren, die Kerne entfernen und das Fruchtfleisch mit Schale würfeln.
Die Kartoffeln und die Zwiebel schälen und ebenfalls in Würfel schneiden.
Den Kürbis und die Zwiebel im Rapsöl andünsten und mit Gemüsebrühe und Wasser auffüllen und
20 Min. auf kleiner Stufe köcheln lassen. Die Kartoffelwürfel in einem separaten Topf kochen, dass
Wasser nach 20 Min. wegschütten. Die Kartoffeln und die Creola de Coco zum Kürbis geben.
Zum Schluss alles pürieren und mit Salz abschmecken.

<u>Beilage</u>: Brot und Petersilie als Dekoration

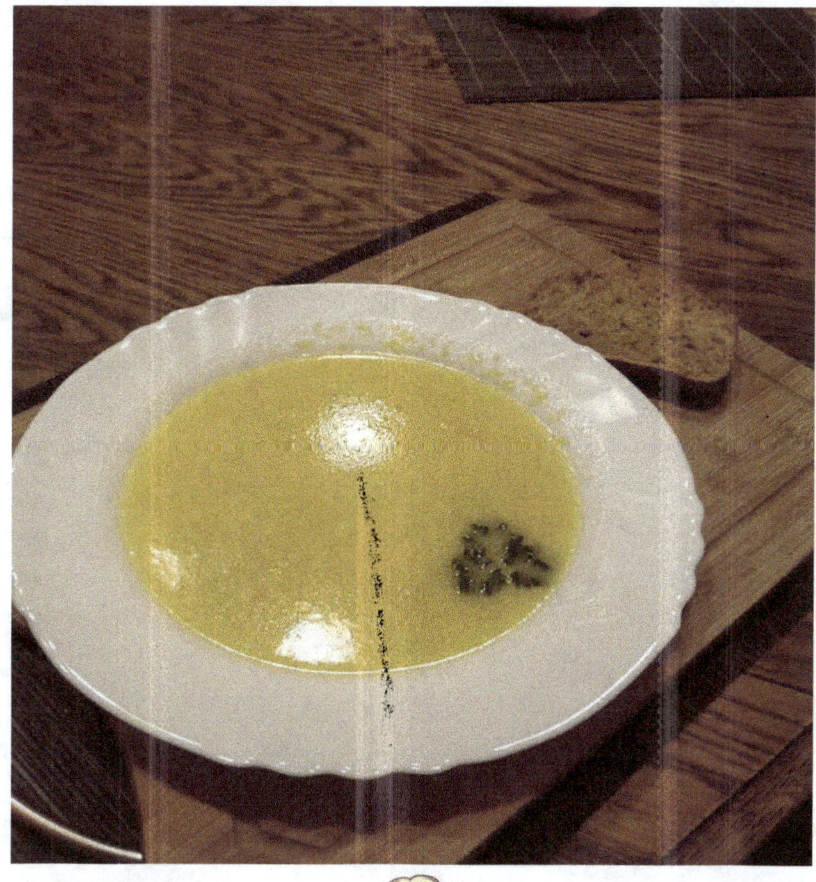

Kürbis-Rigattoni

<u>Zutaten für 4 Personen:</u>

- 500 g Tagliatelle aus Ur-Dinkel
- 1 kleiner Hokkaido – Kürbis
- 300 ml Gemüsebrühe
- 50 g Macadamia – Nüsse
- 125 ml Creola de Coco
- ½ Tl Salz
- 0,1 g Safran gemahlen
- 2,5 Tl Acerola - Pulver
- 100 ml Rapsöl
- 3 El Ur-Dinkelmehl
- 50 g Kürbiskerne
- 1 Bund Petersilie
- 200 ml Wasser

<u>Zubereitung:</u>

Die Tagliatelle nach Anweisung der Packung zubereiten.

Den Kürbis waschen, halbieren und die Kerne und Fasern mit dem Eßlöffel aus der Kürbismitte entfernen. Die Hälften erst in Scheiben, dann in Würfel schneiden. Den Kürbis und die Nüsse mit 150 ml Öl kurz anrösten. Die Brühe dazugeben und 8 Min. bei kleiner Hitze köcheln lassen. 1/3 der Kürbisstücke aus der Brühe nehmen und zur Seite stellen. Den Rest noch 5 Min. kochen, die Creola de Coco zugeben und alles pürieren. Die Soße mit Salz, Safran und Acerolapulver würzen. Das Mehl mit 200 ml kaltem Wasser glatt rühren und zum Abbinden in die Soße geben, also einrühren und kurz aufkochen lassen. Abschließend die Kürbisstücke unterheben. Die Petersilie grob zerkleinern. Die Kürbiskerne im restlichen Öl kurz anrösten. Die Nudeln mit der Kürbissoße bedecken und zur Dekoration die Petersilie und die Kerne darüber streuen.

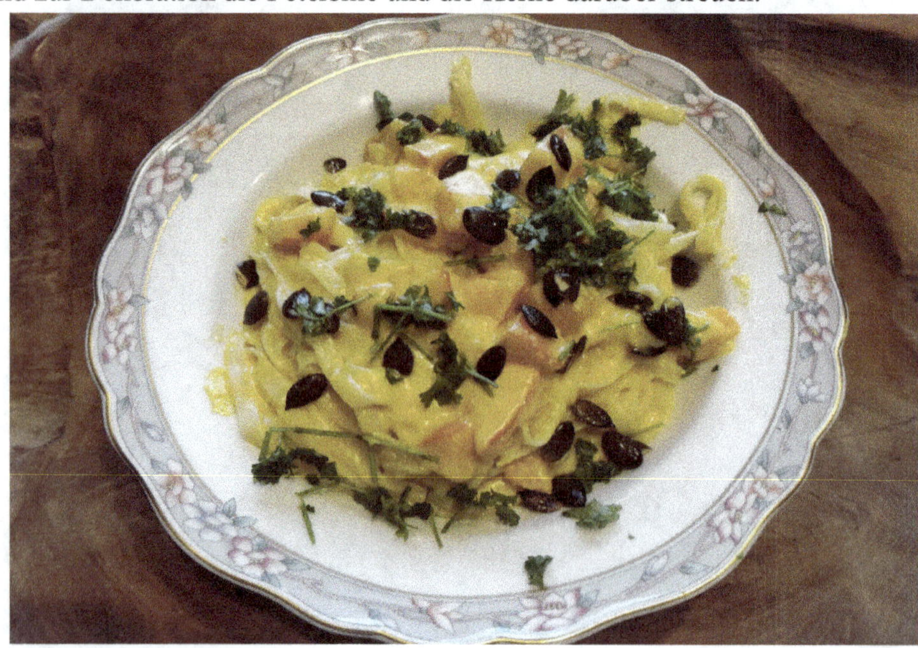

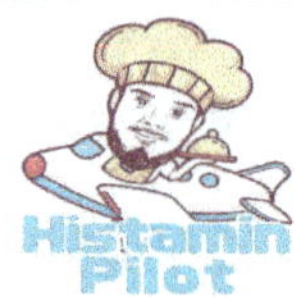

Lasagne

<u>Zutaten für 7 Personen:</u>
- 500 g Dinkel-Lasagne aus reinem Urdinkel

<u>Paprikasoße mit Huhn:</u>
- 500 ml Gemüsebrühe und 200 ml Wasser
- 500 g Hühnerbrust
- 80 g Macadamia-Nüsse
- je 50 ml Rapsöl zum Anbraten von Fleisch und Paprika
- 1 Bund frischer Basilikum
- frischer Oregano und Thymian (je 1 handvoll gepflückt vom Strauch)
- 3 große dunkelrote Paprika
- 1 Tl Salz und 1 Tl Paprika-Pulver edelsüß

<u>Soßen-Topping nach Bechamel-Art:</u>
- 400 ml Creola de Coco und 100 ml Gemüsebrühe
- 80 ml Rapsöl
- 2 El Ur-Dinkelmehl Typ 630 und 1 Tl Salz

<u>Zubereitung:</u> Paprika waschen, in kleine Stücke schneiden, das Kerngehäuse entfernen und zusammen mit den Nüssen in einem sehr hohen Topf in dem Rapsöl anschwitzen. Mit der Gemüsebrühe und dem Wasser auffüllen, die frischen Kräuter, das Salz und das Paprikapulver hinzugeben und mit einem Hochleistungsmixer pürieren. Den Topf beiseite stellen und in einem neuen Topf Rapsöl erhitzen. Das Dinkelmehl hinzugeben und anschwitzen lassen. Mit der Brühe und Creola ablöschen.

Zum Schluss das Salz unterrühren. Den Topf ebenfalls zur Seite stellen. Das frische und gut gekühlte (gerne auch 1 Stunde vor der Zubereitung ins Gefrierfach legen). Das Hühnchenfleisch zügig in sehr kleine Würfel schneiden. Ich lege die fertig geschnittenen Stücke in eine Edelstahlschale, die auf 2 Kühlakkus steht.

Es ist wichtig bei HIT, die Kühlkette nicht zu unterbrechen!!!

Das Fleisch in Rapsöl in einer Pfanne anbraten, zur Paprikasoße geben und unterrühren.

In einer großen Auflaufform den Boden mit der Paprikasoße reichhaltig bedecken. Darauf die erste Lage Lasagne-Nudeln schichten, d. h. 1 Lage Paprikasoße und darauf 1 Lage Lasagne. Dieses solange wiederholen, dass die oberste Schicht mit Lasagne-Nudeln bedeckt ist. Darauf kommt zum Schluss die helle Bechamel-Soße. Falls die Soße zu fest sein sollte, können Sie gerne etwas Wasser in die Soße geben. Die Auflaufform im auf 150 °C Umluft vorgeheizten Ofen stellen und 50 Min. garen lassen. Dann den Deckel entfernen und weitere 10 Min. auf Oberhitze im Ofen belassen. So kann die Lasagne von oben etwas anbräunen.

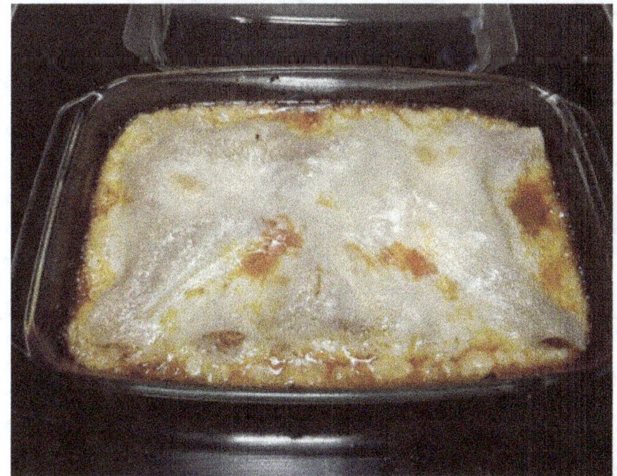

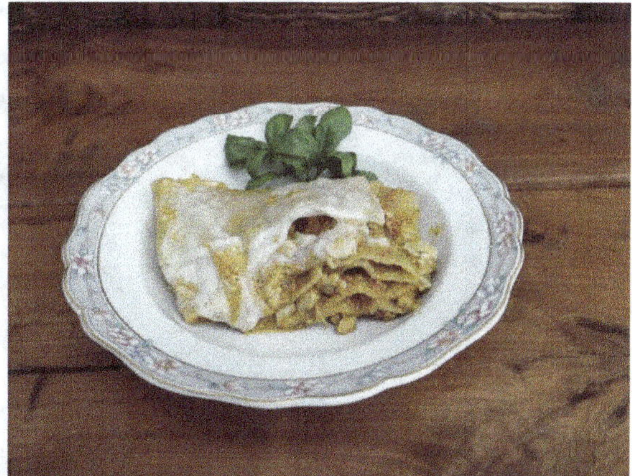

Maishühnchen mit Beilage und Soße

<u>Zutaten für 3 Personen:</u>
- 1 großes Bio-Maishühnchen
- 9 kleine Kartoffeln
- 4 frische Maiskolben oder Tiefkühlmaiskolben
- 800 ml Hühnerbrühe (siehe Rezept Hühnerbrühe)
- 2 Tl Salz, 1 Zweig Rosmarin und 80 ml Creola de Coco
- 60 ml Rapsöl für die Soße und etwas Rapsöl zum Einpinseln
- 3 El Urdinkelmehl Typ 630
- 1 großer Bräter mit Deckel

<u>Zubereitung</u>: Das Hühnchen mit kaltem Wasser waschen und 1 Tl Salz im inneren des Huhns verreiben. Das Huhn in den Bräter legen, mit der Brühe übergießen und bei geschlossenem Deckel bei 150°C Umluft für 60 Min. in den Backofen geben. Gelegentlich übergießen Sie das Hühnchen mit der im Bräter befindlichen Brühe. Holen Sie den Bräter aus dem Ofen und legen nun das Hühnchen in den Deckel des Bräters und geben 200 ml Flüssigkeit von der Brühe in den Deckel. Dann verteilen Sie die Maiskolben um das Hühnchen, pinseln das Huhn mit Rapsöl ein und schieben dieses für 10 Min. bei Oberhitze 180°C in den Ofen zurück. Nun legen Sie die fertig gekochten Kartoffeln ebenfalls um das Hühnchen und bestreichen das Huhn, die Kartoffeln und die Maiskolben erneut mit Rapsöl und schieben das ganze zurück in den Ofen, bis das Huhn die gewünschte Bräunung erhält. Für die Soße wird das Rapsöl in einem Topf erhitzt und das Mehl eingerührt. Danach den Bratensud aus dem Bräter in den Topf gießen und verrühren. Den Rosmarinzweig in die Soße geben und alles kurz aufkochen lassen. Den Zweig wieder aus der Soße entfernen und die Soße mit Salz und Creola abschmecken.
Tipp: durch die Verwendung weniger Zutaten kommt der Geschmack des hochwertigen Bio-Hühnchens besonders gut zur Geltung, <u>weniger ist mehr Genuss!</u>

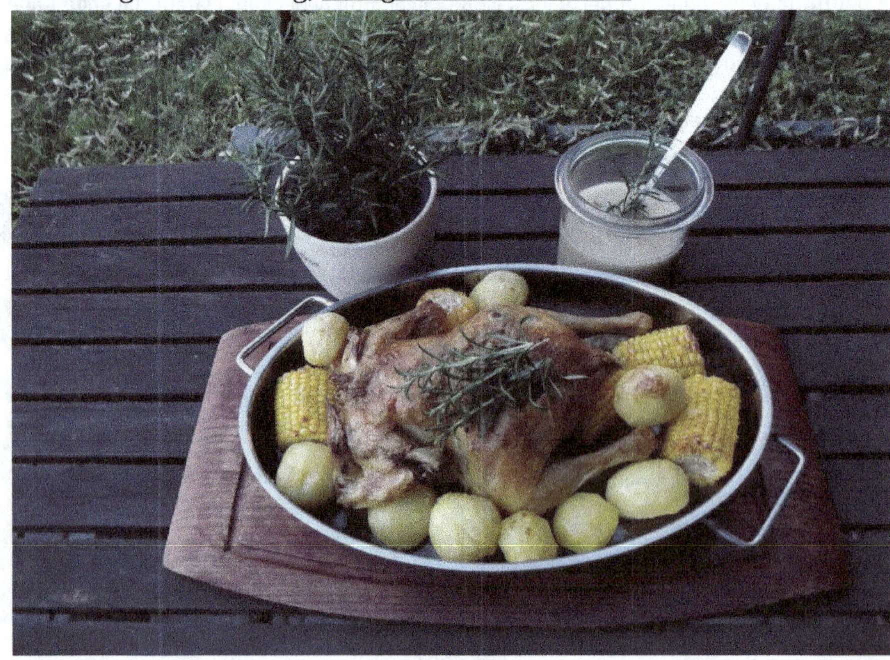

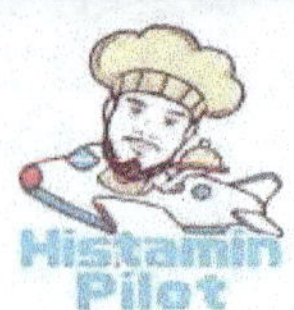

Mayonnaise

<u>Zutaten:</u>
- 1 Eigelb
- 125 ml Rapsöl
- ½ Tl Salz
- 1 El Apfelsaft

<u>Zubereitung:</u>
Eiweiß (wird nicht benötigt, da unverträglich) und Eigelb trennen.
Das Eigelb in ein hohes Gefäß geben. Mit dem Pürierstab oder Mixer pürieren und sehr langsam das Öl hinzugeben.
In die nun entstandene Emulsion die restlichen Zutaten (Salz und Apfelsaft) unterrühren. Fertig.

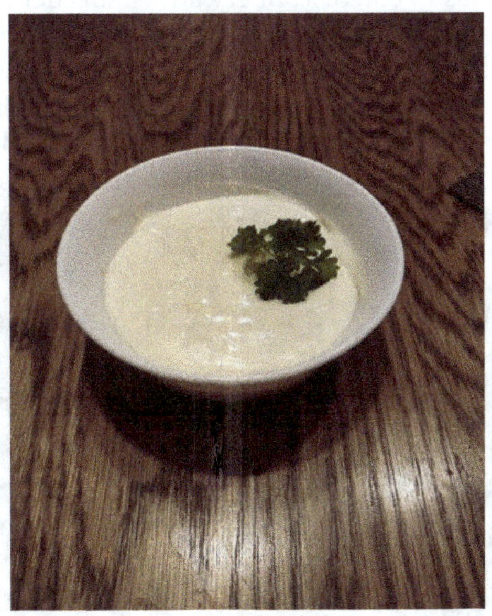

Variante: **Kräuter – Mayonnaise**
<u>Zutaten:</u>
- 1 Eigelb
- 125 ml Rapsöl
- ½ Tl Salz
- 2 El Creola de Coco
- frische Petersilie oder Thymian oder Oregano

Melonen-Heidelbeer Popsicles für 20 Eis

<u>Zutaten:</u>
- 500 g Cantaloupe Melone
- 500 g Galia Melone
- 300 g Heidelbeeren und 100 ml Heidelbeersaft
- 120 g Rohrohrzucker
- 40 ml Verjus
- 20 Eisförmchen und 20 Eisstiele aus Holz

Tipp: Alternativ können Sie zum Befüllen auch Gläser oder Joghurtbecher verwenden, die nach oben hin breiter werden, oder eine Zylinderform haben.

<u>Zubereitung</u>: Die Cantaloupe Melone von der Schale und den Kernen befreien. Das Fruchtfleisch fein pürieren und in der 1. Schüssel zur Seite stellen. Die Galia genauso zubereiten und in der 2. Schüssel zur Seite stellen. Die Heidelbeeren mit dem Saft fein pürieren und in die 3. Schüssel füllen. Den Zucker mit dem Verjus in einem Topf erwärmen, bis der Zucker aufgelöst ist. Die Zuckermasse auf die drei Schüsseln gleichmäßig verteilen und unterrühren. In die Eisförmchen geben Sie den Fruchtmus aus der 1. Schüssel und lassen den Mus 1 Stunde im Gefrierfach anfrosten. Dann wiederholen Sie diesen Arbeitsschritt, bis die Förmchen gefüllt sind. Nach der letzten Befüllung lassen Sie die Eismasse anfrosten und stecken Sie die Eisstiele ein. Die fertigen Popsicles lösen sich am Besten, wenn sie die Form unter warmes Wasser halten.

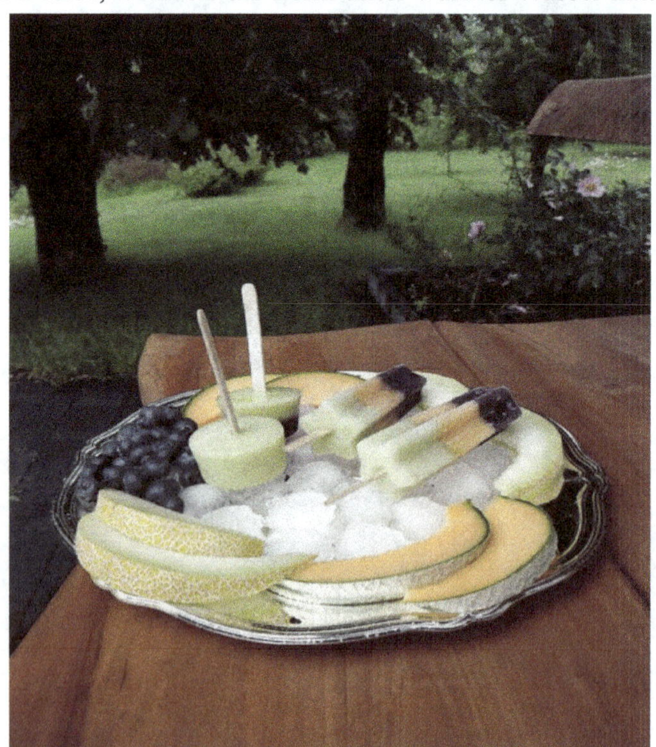

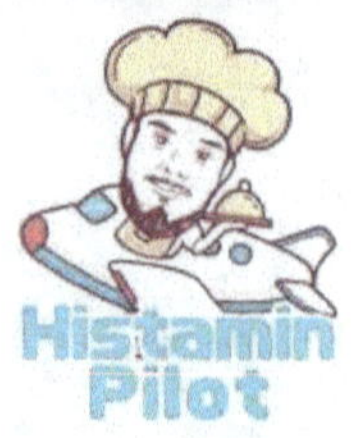

Mini – Pizza „Western -Style"

Rezept für 17 kleine Pizzen, Durchmesser 8 cm

<u>Zutaten für den Teig:</u>
- 200 g Urdinkelmehl
- ½ Tl Weinsteinbackpulver und ¼ Tl Salz
- 25 ml Rapsöl und 100 ml Sprudelwasser

<u>Zubereitung:</u> Das Mehl gut mit dem Salz und Backpulver vermengen. Das Rapsöl und das Wasser hinzugeben und mit den Händen verkneten. Füllen Sie nur soviel Wasser hinzu, dass sich der Teig gut kneten lässt, ohne zu kleben. Den Teig mit einem Nudelholz oder einer Flasche auf einer bemehlten Arbeitsfläche dünn ausrollen und mit einem Förmchen oder kleinem Glas ausstechen. Die Teigkreise auf ein mit Backpapier ausgelegtes Backblech legen.

<u>Zutaten für den Belag:</u>
- 700 g Hühnchenfleisch in Kräutersoße eingelegt (etwas Thymian und Oregano mit Salz und Öl vermengt)
- 1 rote und 1 gelbe Bio - Paprika
- 100 g Mais
- Italienische Paprikasoße (2 Paprika, ½ Tl. Salz, ½ Bund Basilikum, ca. 3 El frischer Thymian u. Oregano, 1 Tl.. Paprikapulver, etwas Rosmarin, 1 El Rapsöl)

<u>Zubereitung:</u> Die Zutaten für die Soße im Mixer pürieren und in einem Topf einreduzieren. Das heißt, ein Großteil der Flüssigkeit sollte verdampfen, sodass eine feste Soße entsteht. Die Soße auf die Teigkreise geben und mit der klein geschnittenen Paprika, dem Mais und zerkleinerten, gebratenen oder gegrilltem Fleisch belegen.

<u>Zutaten Topping:</u>
- 3 El Rapsöl und 2 El Dinkelmehl gestrichen
- 80 ml Gemüsebrühe und 100 ml Creola de Coco
- 1/2 Tl Italienische Kräuter z. B. von Firma Sonnentor und 1/2 Tl Salz

<u>Zubereitung Topping:</u>

Das Öl erhitzen, Mehl einrühren und mit der Brühe und der Cocoscrème auffüllen und zügig verrühren. Das Topping kurz aufkochen lassen und über den Belag verteilen. Die Pizzastücke bei 180 °C Umluft im vorgeheizten Backofen 20 Minuten backen.

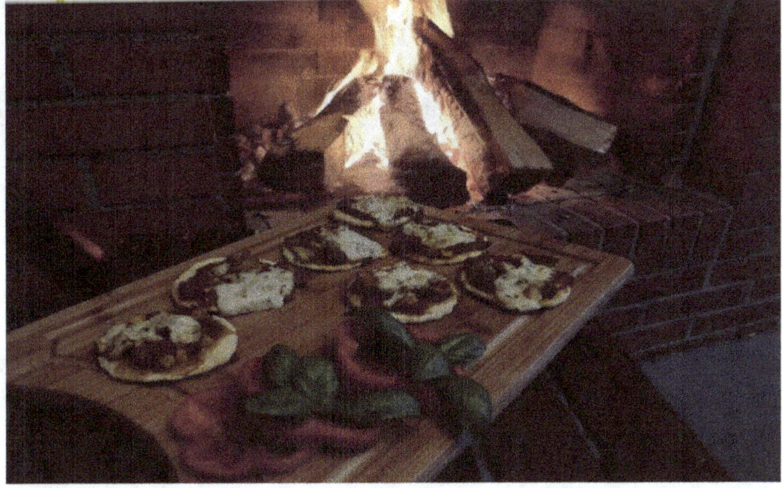

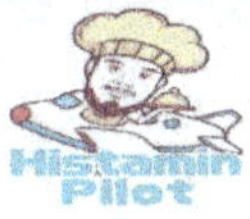

Möhrendipp an Fladenbrot mit Rosmarin

<u>Zutaten für 4 Personen:</u>
- Fladenbrotteig siehe Rezept „Fladenbrot"
- 12 Macadamianüsse
- 300 g Bio-Möhren
- 80 g rote Bio-Paprika
- 30 g Rapsöl
- 150 ml Gemüsebrühe
- 1 Tl Salz, ein paar Fenchelsamen, ein wenig echter Kümmel, 1 Tl Paprikapulver
- ½ Bund Petersilie

<u>Zubereitung:</u> Die Gewürze im Mörser zerreiben. Nüsse, Möhren, Paprika, Rapsöl, Gewürze, Petersilie und Brühe in einem Mixer fein pürieren und kühlstellen. Den Teig zubereiten und mit einer Prise Kümmel verfeinern, dünn ausrollen und mit einem Glas Kreise ausstechen.
Die Teigkreise in einer beschichteten Pfanne mit etwas Rapsöl von beiden Seiten backen.
Beim Backen Rosmarinzweige mitbacken. Nach jedem Backvorgang die Pfanne kurz ausputzen und die Rosmarinzweige aufheben. Das Fladenbrot mit der Möhrencrème bestreichen und die Rosmarinzweige oben drauf garnieren. Der geröstete Rosmarin gibt dem Ganzen erst den richtigen „Pfiff".

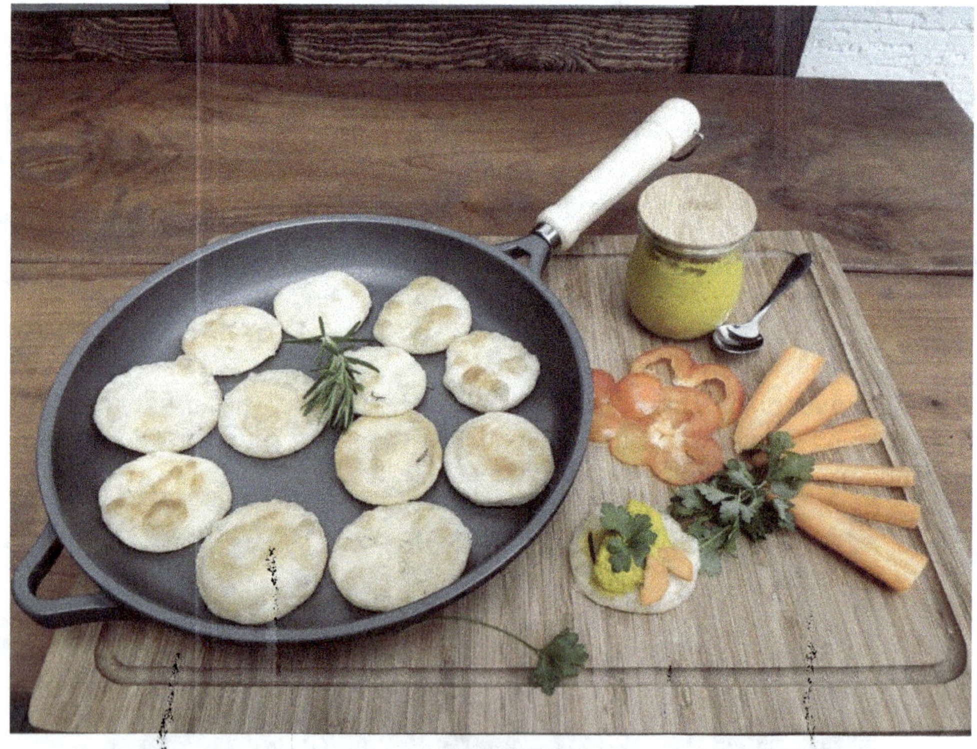

Möhrensalat

<u>Zutaten für 6 Personen:</u>
- 6 Bio-Möhren, mittelgroß
- 1 Mini-Gurke
- 100 g Mais aus der Tiefkühltruhe
- 1 El Rapsöl
- ½ Tl Salz

<u>Zubereitung</u>: Die Möhren waschen, schälen und raspeln. Den Mais kurz im heißen Wasserbad auftauen. Das Wasser wegschütten. Den Mais abkühlen lasen und unter die Möhren rühren. Das Öl mit dem Salz vermengen und unter den Salat heben. Die Mini-Gurke waschen und in feine Scheiben schneiden. Die Gurke auf dem Salat dekorieren.

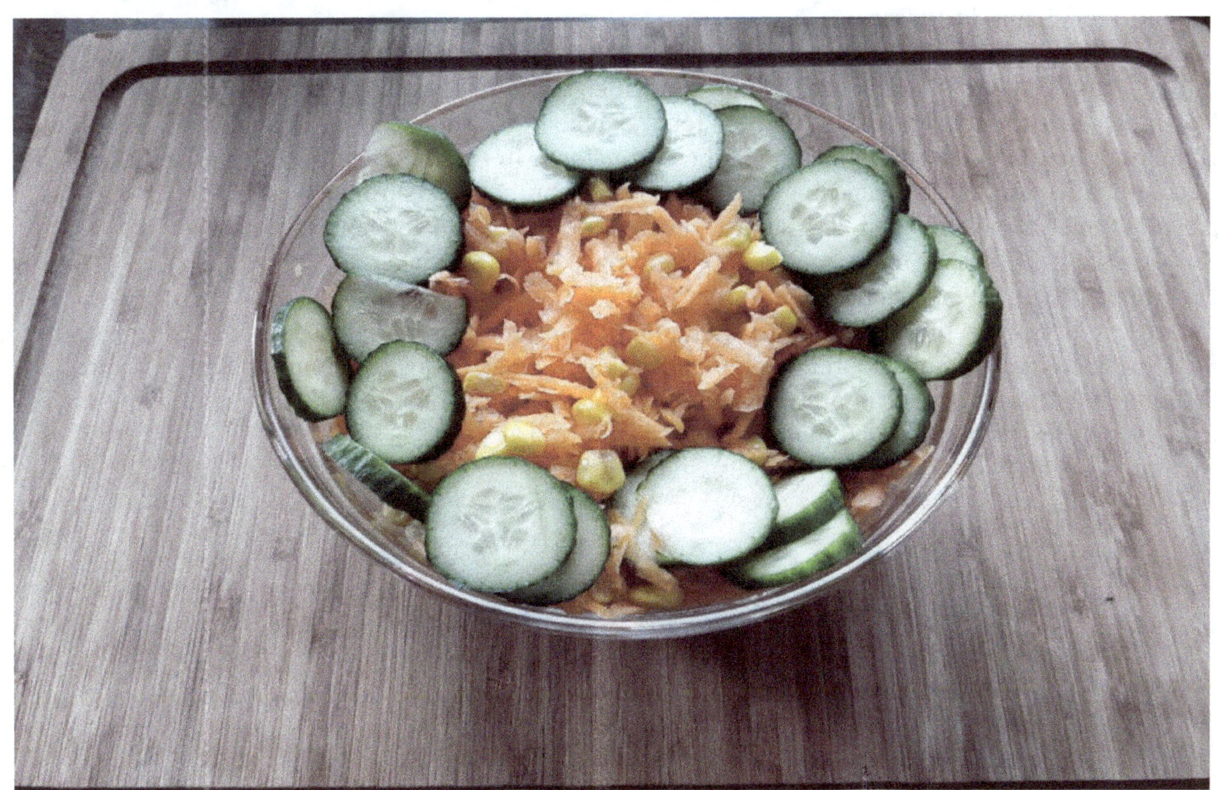

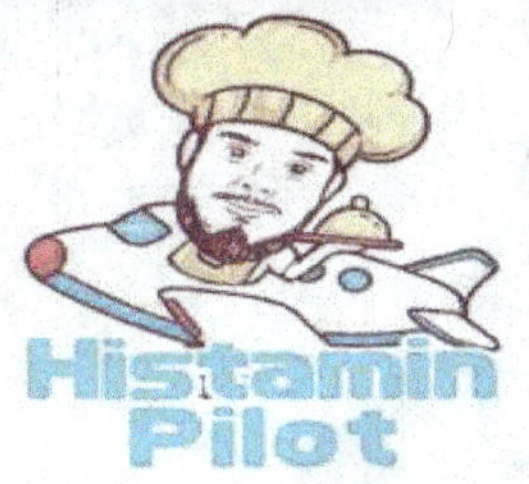

Möhrensuppe

<u>Zutaten für 4 Personen:</u>
* 250 g Bio-Möhren
* 150 g Kartoffeln
* 100 g Zucchini
* 850 ml Gemüsebrühe
* 1 Tl Acerola-Pulver
* ½ Tl Salz
* ½ Tl Paprika-Pulver
* 60 ml Rapsöl

<u>Zum Servieren:</u>
* 100 ml Creola de Coco
* 2 Möhren
* Rapsöl zum Frittieren

<u>Zubereitung</u>: Die Kartoffeln schälen, klein schneiden und in einem Extra-Topf mit Salzwasser 10 Min. kochen. Die Möhren schälen und in kleine Scheiben schneiden. Die Zucchini vom Stiel und Blütensatz befreien und ebenfalls in Scheiben schneiden. In einem hohen Topf das Öl erhitzen. Die Zucchini und Möhren im Öl anschwitzen. Die Gemüsebrühe, das Paprikapulver, das Salz und das Acerolapulver dazugeben und 20 Min. köcheln lassen. Das Kartoffelwasser abschütten, die Kartoffeln zur Gemüsebrühe geben und noch einmal 10 Min. kochen.
Die Suppe mit dem Pürierstab fein pürieren.
Zur Dekoration werden die Möhren geschält und in sehr feine Streifen geschnitten, oder mit dem Schälmesser werden feine Möhrenstreifen abgehobelt. Die Möhrenstreifen im heißen Fett kurz frittieren und mit einem Schaumlöffel aus dem Fett heben. Die Suppe auf Tellern anrichten, mit frittierten Möhrenstreifen und Creola de Coco dekorieren.

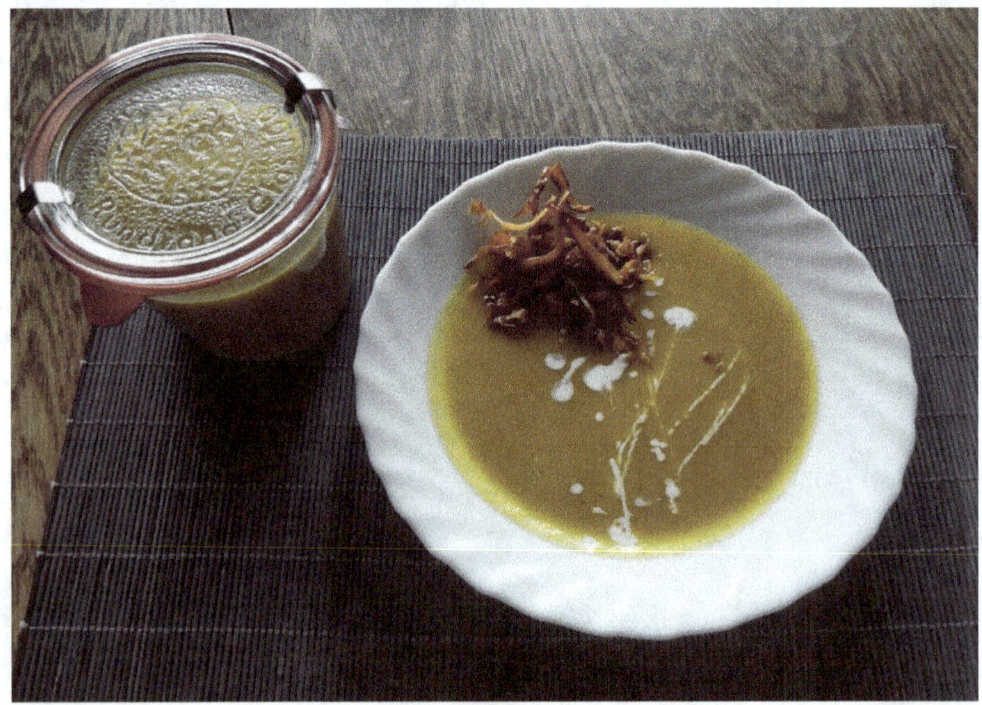

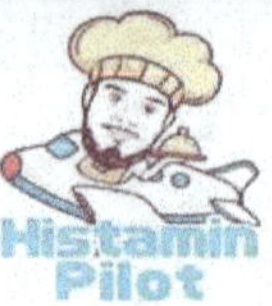

Möhrentorte

Zutaten:

- 300 g Möhren
- 180 g Rohrohrzucker
- 200 g Macadamianüsse und 100 g Paranüsse
- 300 g Urdinkelmehl Typ 630
- 1 Tl Zimt und 1 Prise Salz
- 2 El Verjus mild
- 2 gestrichene EL Weihensteinbackpulver
- 4 Eigelb und 6 El Creola de Coco
- 100 ml Sprudelwasser
- Alu-Folie und 28er Kuchenform

Glasur

- 400 ml Creola de Coco aus der Dose, die mindestens 4 Stunden im Kühlschrank war
- 2 El Agavendicksaft und ¼ Tl Zimt

Zubereitung: Möhren waschen, schälen und in feine Stücke raspeln. 2/3 der Nüsse mit dem Pürierstab fein pürieren, den Rest etwas gröber hacken. Das Eigelb sorgfältig vom Eiweiss trennen und in einer Schale bis zur Verwendung gut kühlen. In einer großen Schüssel Mehl, Zucker, Zimt, Salz und Backpulver gut vermengen. Zu den Zutaten Eigelb, Creola, Sprudel und Verjus kurz unterrühren. Wenn der Teig zu fest ist, direkt die Nüsse und Möhren hinzugeben. Den Backofen auf 180°C Umluft vorheizen. Den Teig in einer 28er Backform, die mit Backpapier ausgelegt wurde, einfüllen. Nach 30 Min. die Form mit Alu-Folie abdecken und auf Ober- und Unterhitze stellen und noch weitere 30m Min. backen lasen. Den Kuchen gut auskühlen lassen. In der Zeit die Dose öffnen, das Kokoswasser abschütten und die Crème in einer Schüssel mit dem Agavendicksaft und dem Zimt glattrühren. Den ausgekühlten Kuchen mit der Glasur bestreichen.

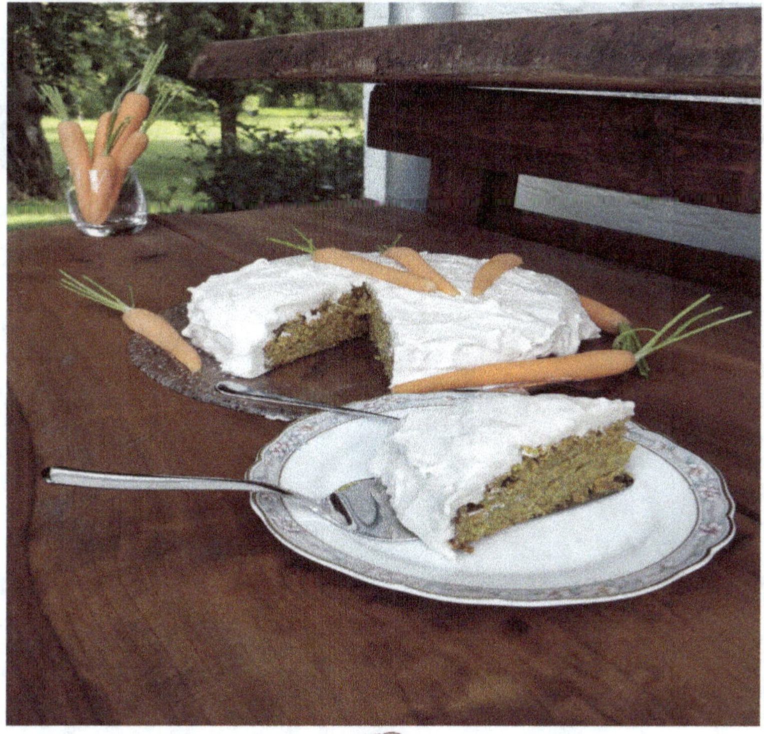

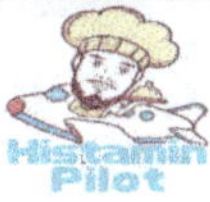

Notfallrezept: Reis an gedämpfte Möhren

<u>Zutaten für 1 Person:</u>
- 3 Bio-Möhren
- 100 g Oryza Reis
- 300 ml Gemüsebrühe und 50 ml Wasser
- ¼ Tl Salz
- etwas Petersilie

<u>Zubereitung</u>: Die Möhren schälen und in Streifen schneiden. In einem Dampftopf etwas Wasser einfüllen und die Möhren in dem Sieb darüber einlegen. Die Möhren ca. 10 Min. dämpfen. Falls Sie keinen Dampftopf haben, können Sie die Möhren in etwas Wasser dünsten (im Wasser erhitzen). Den Reis mit der Brühe, dem Wasser und dem Salz erhitzen. Nach ca. 12 Min. schauen, ob der Reis schon fertig ist, ggf. noch 1-2 Min. weiter garen lassen. Das restliche Wasser abschütten und alles auf einem Teller anrichten.

Dies ist ein Notfallrezept für schlechte Tage bei HIT.

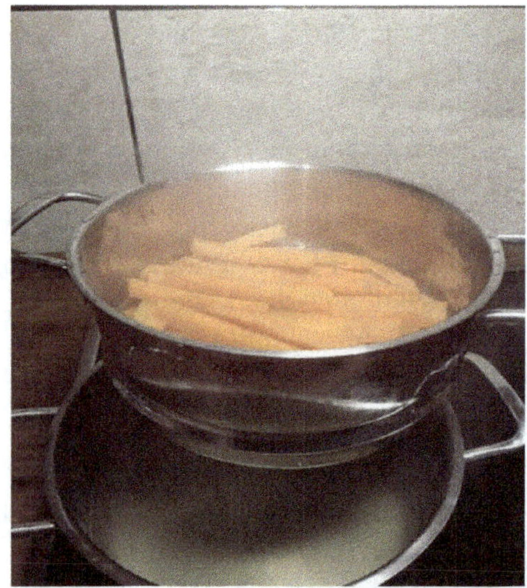 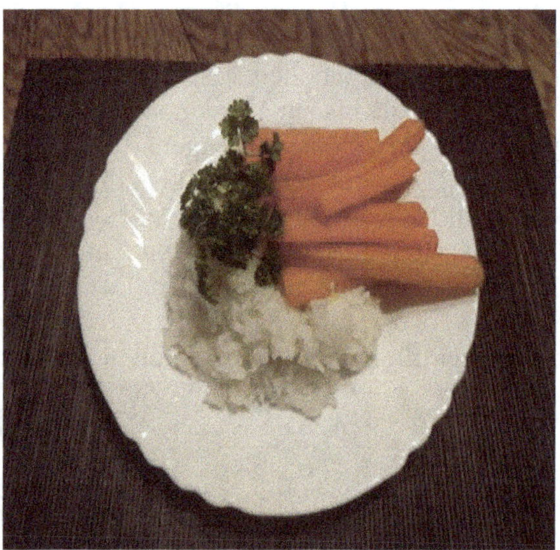

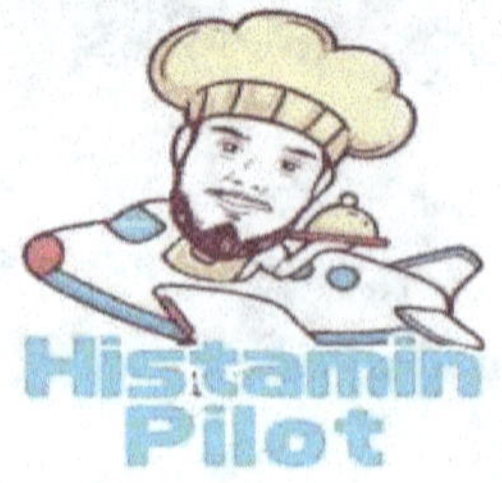

Nudelauflauf

<u>Zutaten für 4 Personen:</u>
- 1 Hühnerbrust
- 300 g Ur-Dinkel Spirelli
- 3 Möhren und 1 Mini-Blumenkohl
- ½ Zuccini, ca. 200 g
- 8 El Rapsöl
- 200 ml Creola de Coco und ggf. 200 ml Hafermilch
- 4 gestrichene El Ur-Dinkelmehl
- 600 ml Gemüsebrühe
- 1 gehäuften Tl Salz
- jeweils ½ Tl Thymian, Oregano, Paprika (edelsüß) und Basilikum
  (Salz und die restlichen Gewürze im Mörser zerstoßen. Falls kein Mörser vorhanden, dann alles in einem kleinen Schälchen vermengen)

<u>Zubereitung:</u>
Zuerst die Möhren und den Blumenkohl klein schneiden und 5 Min. in 6 El Rapsöl anbraten.
In dieser Zeit die Zuccini in kleine Würfel schneiden, dazugeben und alles zusammen weitere 5 Min. anbraten, bis der Blumenkohl eine leichte Bräune annimmt.
Von unserer vorher angerührten Würzmischung einen gestrichenen Tl zum Gemüse hinzugeben und unter Rühren einwirken lassen. Danach kommt das Gemüse in ein Edelstahlsieb, damit das Öl zurück in die Pfanne abtropfen kann. So kann man in dem Öl das Fleisch später geschmackvoller anbraten. Zur Vorbereitung das Fleisch in kleine Würfel schneiden. Einen gehäuften Tl der Gewürzmischung in eine Schüssel geben und darin das Fleisch wälzen.
Die Hühnchenstücke jetzt in dem vorbereiten Öl anbraten..
Die Nudeln, das Fleisch und das fertige Gemüse in eine Auflaufform geben.
Bei jedem Arbeitsschritt darauf achten, dass viel Öl in der Pfanne zurückbleibt, um damit eine geschmackvolle Soße anzurühren.
Zubereitung der Soße: In das Pfannenöl, welches inzwischen den Geschmack der Kräuter, des Gemüses und des Fleisches angenommen hat, nun das Mehl mit dem Schneebesen einrühren, bis eine geschmeidige und klumpenfreie Mehlschwitze entsteht. Der Mehlschwitze jetzt die Gemüsebrühe und die Creola de Coco hinzufügen und unter rühren erhitzen. Den Rest der Gewürzmischung dazugeben und nach eigenem Geschmack mit Salz würzen. Falls nicht genug Soße entstanden ist, um die Nudeln zu bedecken, kann die Soße noch mit der Hafermilch verlängert werden.
Im Backofen bei 180° C Umluft mit geschlossenem Deckel 40 Min garen. Für eine Bräunung die letzten 5 Min. den Deckel wegnehmen und den Backofen auf 220 ° C Oberhitze stellen.

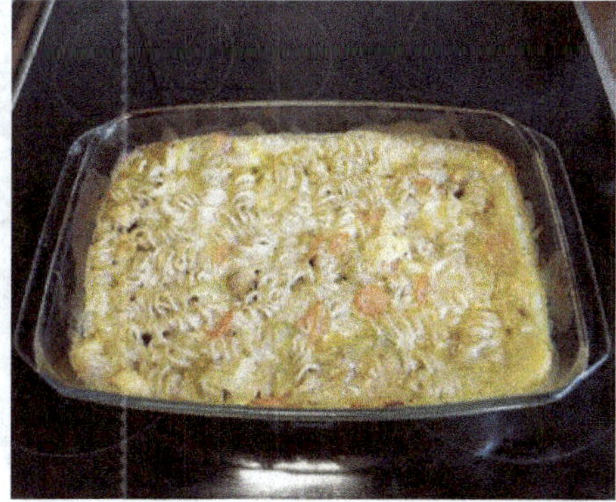
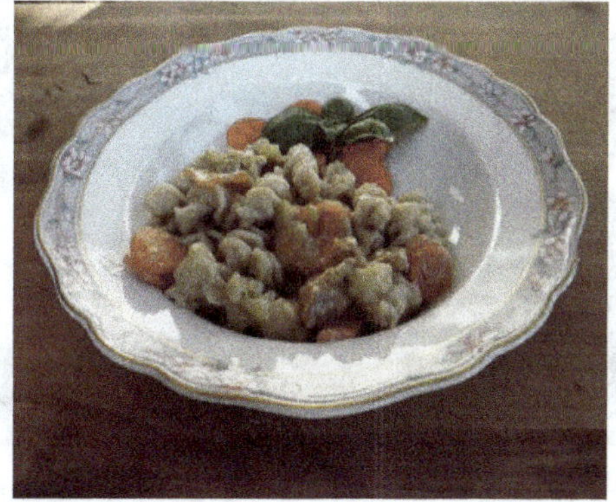

Nudel-Gemüse-Suppe

<u>Zutaten für 4 Personen:</u>
- 1,5 l Gemüsebrühe
- 200 g Ur-Dinkel Spaghetti
- 1 Mini-Blumenkohl und 1 Mini-Brokkoli
- 3 kleine Möhren
- ½ Bund Petersilie
- ½ Tl Salz

<u>Zubereitung</u>: Die Spaghetti in Salzwasser bissfest kochen.
Die Möhren schälen und in Scheiben schneiden. Den Blumenkohl und den Brokkoli waschen und die kleinen Röschen auseinanderbrechen. Die Petersilie zerkleinern. In einem großen Topf die Gemüsebrühe erhitzen, die Möhren, den Brokkoli, den Blumenkohl und das Salz hinzugeben. Das Gemüse 10 Min. köcheln lassen und in der Zeit das Nudelwasser wegschütten und die Nudeln und die Petersilie zum Schluss in die Suppe geben.

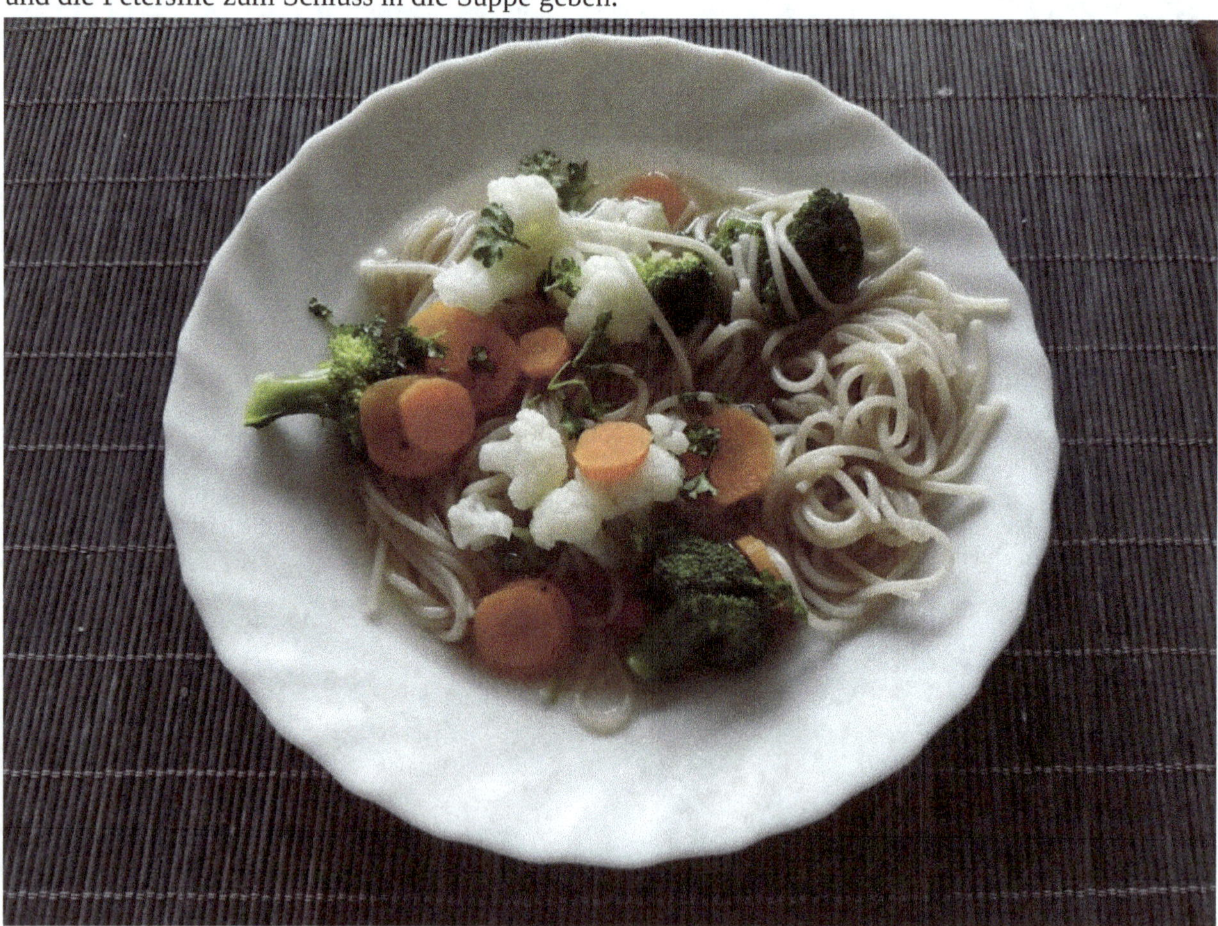

Nudelgericht in 15 Minuten

<u>Zutaten für 4 Portionen:</u>
- 250 g Bio-Urdinkelnudeln „Hörnle"
- 300 g Fertiggemüse, Mischung: rote, gelbe Möhren, Pastinaken, Spargel von Bo-Frost
- 300 ml Gemüsebrühe
- 200 ml Creola de Coco
- 1 Hand voll Küchenkräuter z. B. Oregano, Thymian, Basilikum
- ½ Tl Salz
- 40 ml Rapsöl
- 4 El Ur-Dinkelmehl

<u>Zubereitung:</u> Nudeln nach Anweisung zubereiten. Das Gemüse 10 Min. in der Brühe köcheln lassen. Die Küchenkräuter säubern, mit der Creola und dem Salz fein pürieren.
Die Brühe vom fertig gekochten Gemüse auffangen und bei Seite stellen.
Das Fett erhitzen, das Mehl einrühren und mit der Gemüsebrühe ablöschen. Creola und Kräuter in die Soße einrühren. Alles zusammen servieren.

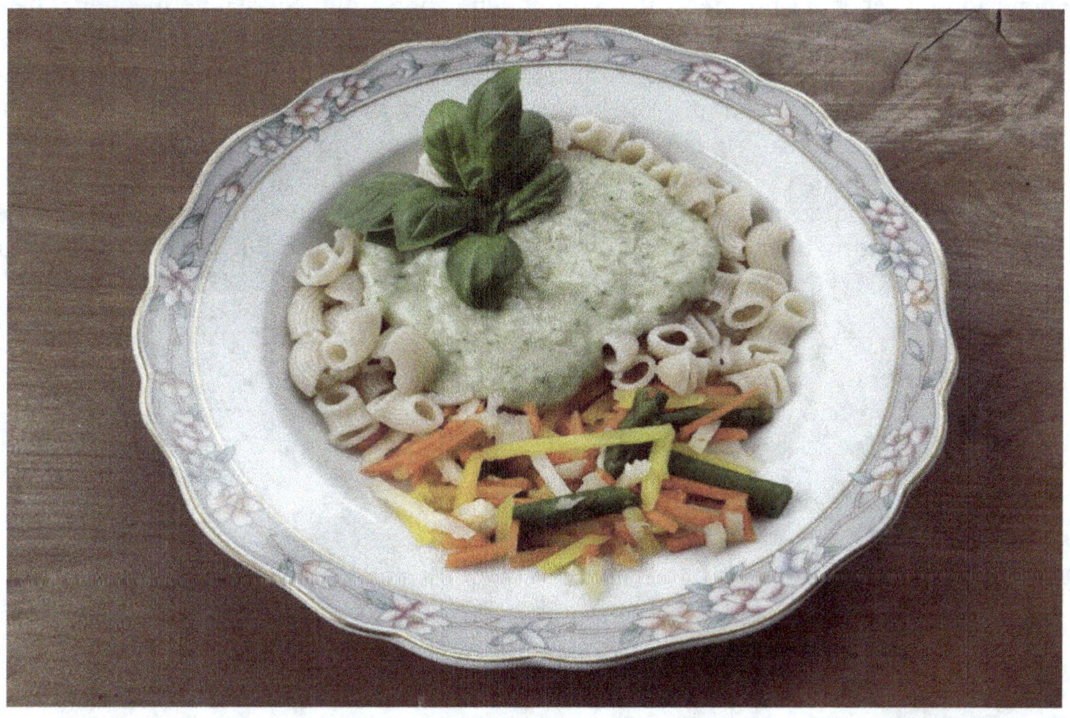

Nuss-Möhrenkuchen vegan

<u>Zutaten für 1 Kuchen:</u>
- 300 g Bio-Möhren
- 100 g Macadamianüsse
- 100 ml Rapsöl
- 200 ml Creola de Coco
- 180 g Rohrohrzucker
- 280 g Urdinkelmehl Typ 630
- 1 Päckchen (21 g) Weinsteinbackpulver
- 1 Prise Salz und 1 gestrichener Tl Zimt
- Puderzucker zum Betreuen
- 3 El Paniermehl selbstgemacht und 2 El Rapsöl für die Kuchenform

<u>Zubereitung</u>: Mehl, Backpulver, Salz, Zimt und Zucker in einer großen Schüssel gut mischen. Die Möhren waschen, schälen, raspeln und in eine große separate Schüssel füllen. Die Nüsse feinhacken und zu den Möhren geben. Dann Creola und Öl mit den Möhren und Nüssen vermengen. Die Möhrenmischung zu der Mehlmischung geben und mit einem Knethaken, oder den Händen, vermengen. Der Teig ist sehr fest in seiner Konsistenz. Den Teig in eine gefettete und panierte Ringform geben. Der Kuchen wird im vorgeheizten Backofen bei 175°C Umluft 30 Min. gebacken. Anschließend wird die Kuchenform mit Alu-Folie abgedeckt und nochmal 25 Min. bei 150°C Ober- und Unterhitze zu Ende gebacken. Nach dem Backen lässt sich der noch warme Kuchen am besten auf einen Kuchenteller stürzen. Dazu legen Sie einen Teller auf die Kuchenform und drehen den Teller mit der Kuchenform einmal herum. Zum Schluß den Kuchen mit Puderzucker bestreuen.

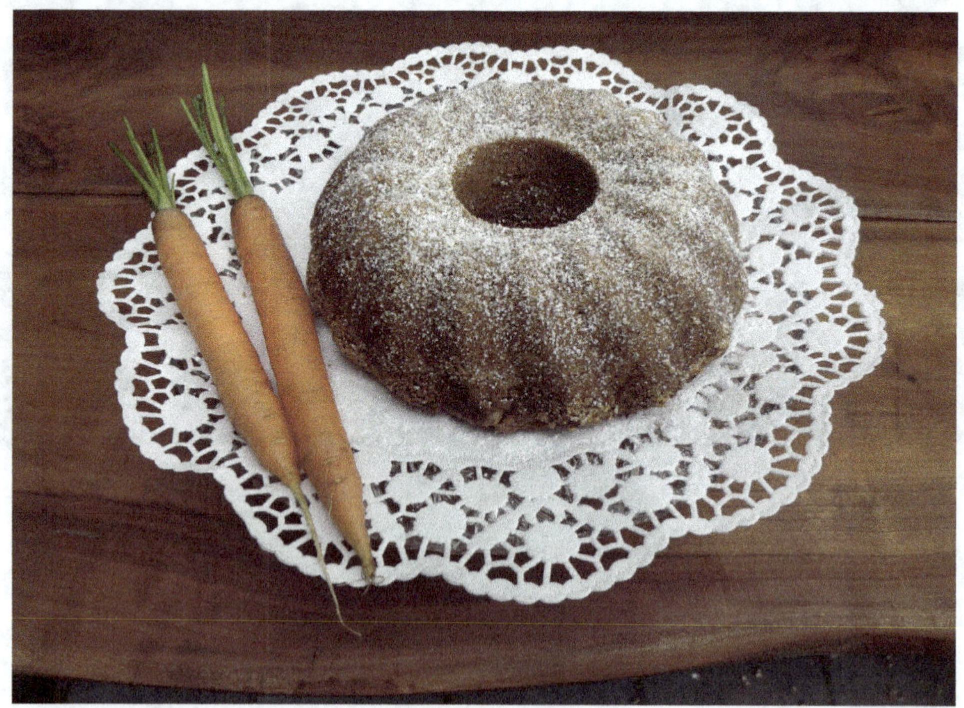

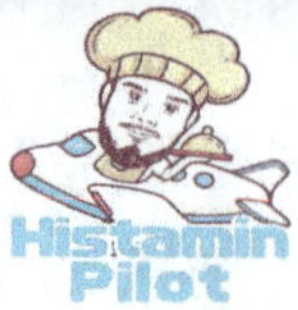

Obstsalat mit Crème Topping

<u>Zutaten für 8 Portionen:</u>
- ½ Cantaloupe Melone
- 1 Pfirsich und 1 Nektarine
- 1 Kaki
- je 10 große helle und rote kernlose Trauben
- 1 handvoll Bio-Heidelbeeren
- 1 großer Apfel

<u>Zutaten für das Topping:</u>
- 400 g Creola de Coco aus der Dose
- 1 gestrichener El Aprikosensirup
- 1 großer El Agavendicksaft
- Nüsse nach Geschmack, z. B. gehackte Paranüsse, Macadamianüsse oder Pistazien

<u>Zubereitung:</u> Das Obst gut waschen, ggf. entkernen oder die Schale entfernen und in gleichmäßige Stücke schneiden. Es empfiehlt sich die Zutaten in der o. g. Zutatenliste zu verarbeiten, da die Äpfel schnell braun werden. Die Früchte in einer Schale vermengen.

Für das Topping: Die über Nacht im Kühlschrank gelagerte Creola öffnen.

Tipp: die Dose vorher auf den Kopf stellen, weil sich so das Kokoswasser leichter abgießen lässt. Wir brauchen nur die Crème, die Sie bitte in eine Rührschüssel geben. Mit der Crème verrühren Sie den Aprikosensirup und den Agavendicksaft. Mein Topping hat einen leichten Geschmack nach Karamel und Café.

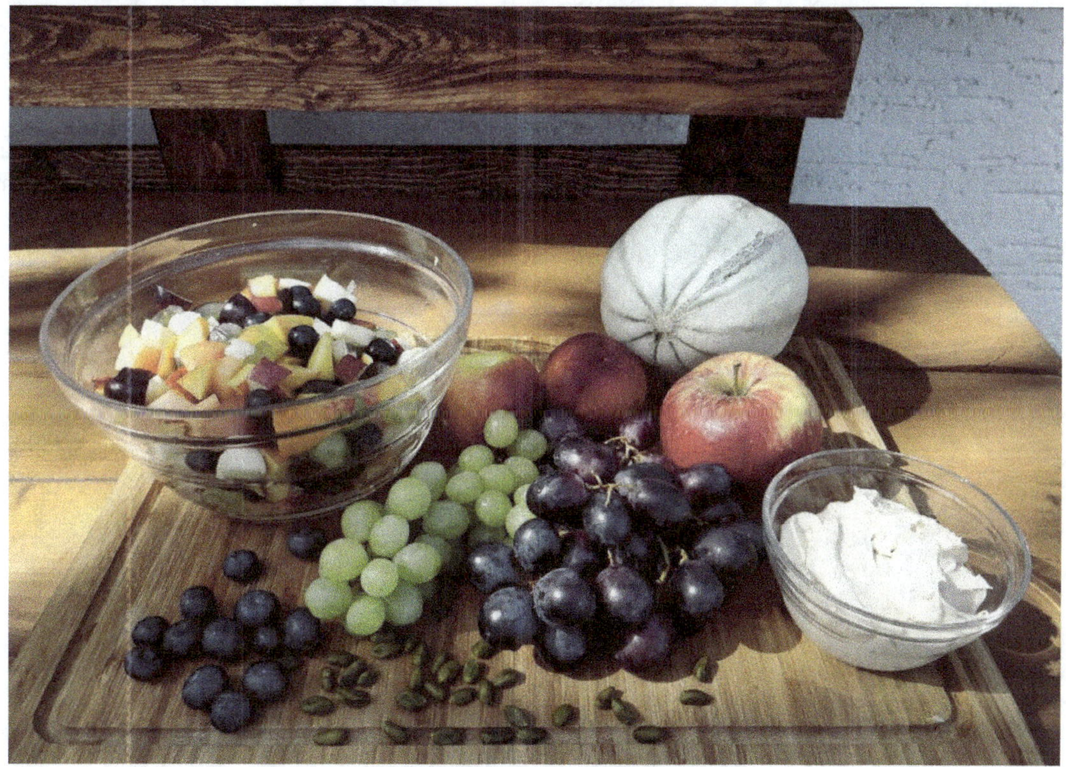

Ofen-Hokkaido

<u>Zutaten für4 Personen:</u>

- 1 kleiner Hokkaido Kürbis
- 2 El Rapsöl und ½ Tl Salz

- 200 g Langkornreis
- 400 ml Gemüsebrühe
- ½ Tl Salz und ¼ Tl Kurkuma-Pulver

- 1 große rote Paprika
- 2 große Möhren
- 100 g Macadamia Nüsse
- 1 Bund Petersilie
- 50 g Rosinen (ungeschwefelt mit Rapsöl)
- ½ Tl Salz und ½ Tl Paprika-Pulver
- 100 ml Creola de Coco und 100 ml Rapsöl

<u>Zubereitung:</u>

Den Kürbis waschen, den Deckel abschneiden und mit einem Esslöffel die Kerne und Fasern entfernen. Den Kürbis mit Öl einreiben und von innen salzen. Bei 150°C (Umluft im vorgeheizten Ofen) den Kürbis 20 Min. backen. Den Reis in der Gemüsebrühe inklusive Salz 13 Min. garen lassen. Unter den fertigen Reis das Kurkuma-Pulver heben. Die Paprika waschen, das Kerngehäuse entfernen und die Paprika dann in kleine Stücke schneiden. Möhren waschen, schälen und in große Stücke raspeln. Die Nüsse grob zerkleinern. In der Pfanne das Öl erhitzen. Zuerst die Paprika, dann die Nüsse hinzugeben. Nach 1 Min. die Möhren und Rosinen unterrühren. Zum Schluss die Petersilie und die Gewürze hinzugeben. Den Reis mit dem Pfannengemüse mischen. Die Füllung in den Kürbis einfüllen und den Rest in eine Auflaufform geben. Den Kürbis und die Auflaufform noch einmal für 10 Min. in den Ofen geben bei 150°C (Umluft). Beim Servieren mit Petersilie dekorieren und mit Creola de Coco übergießen.

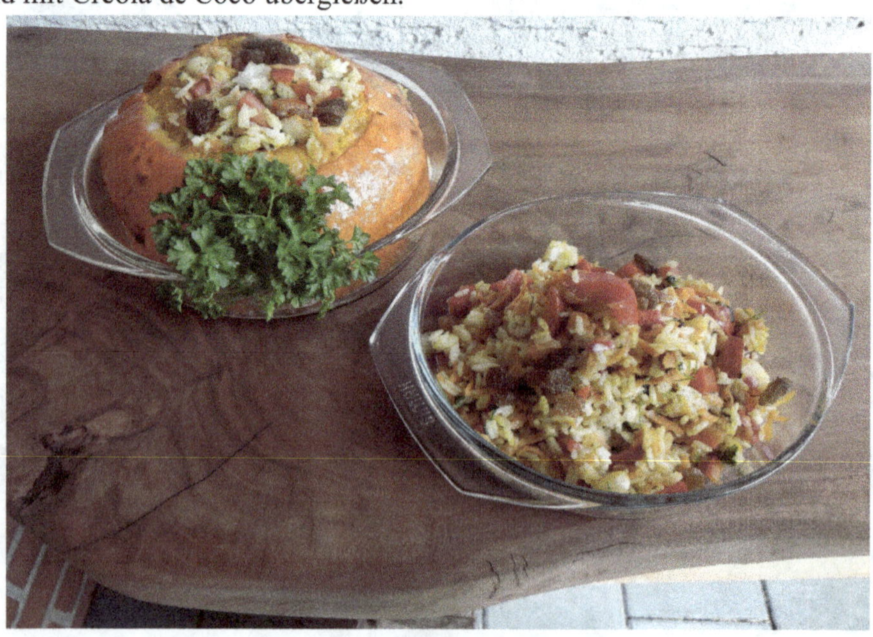

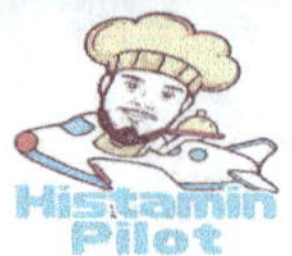

Okonomiyaki, japanische Pfannkuchen

Okonomi bedeutet, „was du willst". So können Sie die verschiedensten Gemüsesorten in dem Teig verarbeiten.

Zutaten für 4 Pfannkuchen:
- 150 g Ur-Dinkelmehl und 1 gestrichener Tl Weinsteinbackpulver
- 1 Tl Salz und 1 Tl Paprikapulver edelsüß
- 6 Eigelb
- 50 ml Creola de Coco und 100 ml Sprudelwasser
- 300 g Gemüsemix (grüner Spargel, Pastinaken, Möhren)
- ½ China-Kohl

Soße:
- 1 rote Paprika
- 50 ml Rapsöl
- 1 Tl Salz und 1 Tl Paprikapulver
- 3 El Verjus sauer und 1 El Honig

Zubereitung: Das Mehl mit dem Backpulver und den Gewürzen mischen. Creola, Sprudelwasser und Eigelb mit dem Mehl-Mix vermengen. Das Gemüse putzen, klein schneiden und unter die Teigmasse heben. Den Chinakohl in feine Streifen schneiden und ebenfalls unter die Teigmasse heben. Fett in einer 24er Pfanne erhitzen und die 4 Portionen nacheinander abbacken, d. h. ¼ des Teiges in die Pfanne geben, mit dem Pfannenwender andrücken und von jeder Seite 4-5 Min. backen. Den Teig drehen Sie am besten, wenn Sie einen Teller auf die Pfanne legen und beides einmal herumdrehen, so fällt der Teig auf den Teller. Vom Teller können Sie den Teig wieder in die Pfanne gleiten lassen.
Geben Sie alle Soßenzutaten in den Mixer, um diese zu verquirlen. Die Soße in einen Topf umfüllen und auf die Hälfte einkochen lassen.

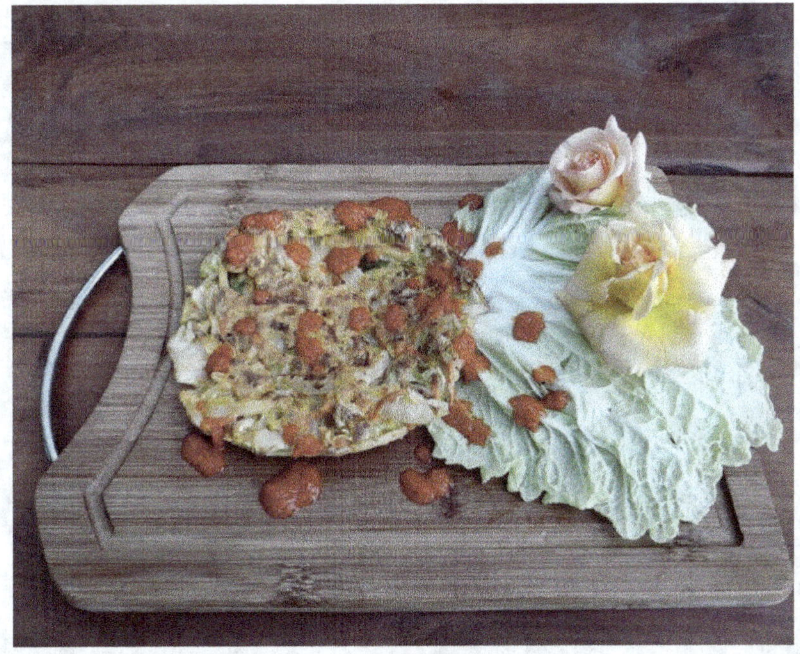

Paniertes Hühnchen

<u>Zutaten für 3 Personen:</u>
- 400 g Hühnerbrust (frisch vom Metzger)
- 3 Scheiben Brot (siehe unser Brotrezept)
- 3 Eigelb
- 3 El Wasser
- 1 Tl Salz
- Rapsöl zum Anbraten

Eilose Panade:
- ½ Tl Salz
- 150 ml Creola de Coco
- Kräuter nach eigenem Geschmack
- 5 El Urdinkelmehl Typ 630
- 3 Scheiben Brot / Paniermehl

<u>Zubereitung:</u>
Die Brotscheiben im Backofen bei 150 °C austrocknen lassen.
Die gut getrockneten Scheiben mit dem Pürierstab fein zerkleinern, so können Sie Ihr eigenes Paniermehl herstellen. Das Hühnchen in dünne Scheiben schneiden. Das Eigelb auf einem flachen Teller mit Salz und Wasser verquirlen. Das Paniermehl ebenfalls auf einen flachen Teller schütten. Das Fleisch in der Eimasse wälzen, danach in das Paniermehl drücken.

Eilose Panade: Creola, Salz und Kräuter in einem tiefen Teller vermischen. Paniermehl und Mehl jeweils auch auf einen separaten Teller geben. Das Fleisch zuerst im Mehl und dann im Creola Teller wälzen. Zum Schluß das Fleisch in das Paniermehl drücken.

Das Fleisch dann in viel Rapsöl anbraten. Beilage nach Wahl, hier haben wir Reis und Möhren ausgewählt.

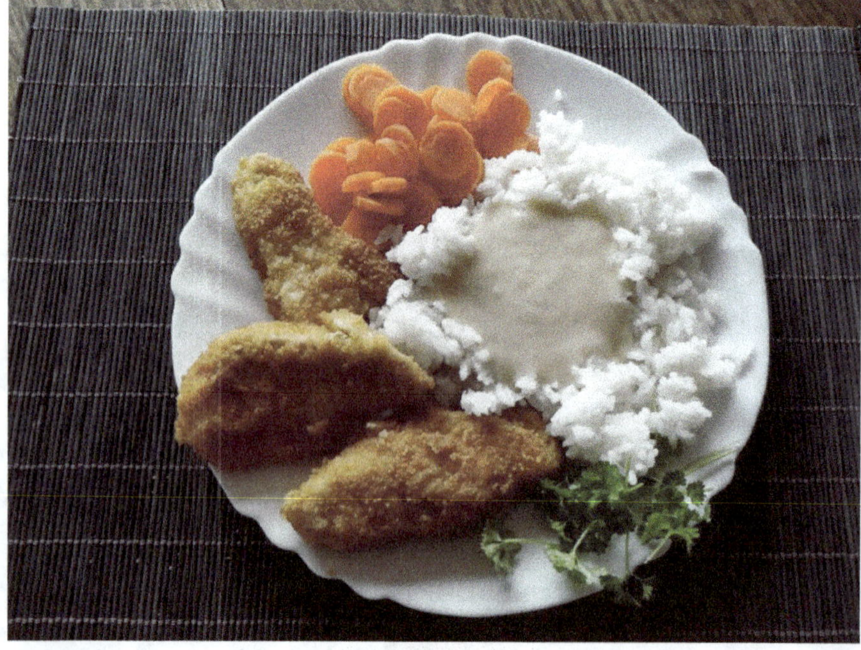

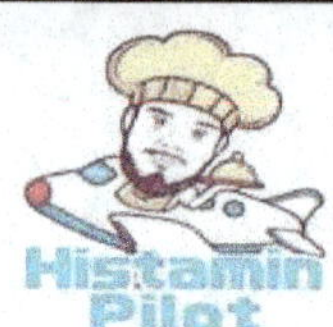

Paprika-Bruschetta

<u>Zutaten für 15 kleine Bruschetta:</u>
- 15 Scheiben vom selbst gebackenen Baguette
- 2 mittelgroße rote Paprika
- ½ Bund Basilikum
- Rapsöl zum Anbraten von Brot und Gemüse
- 1 Tl Salz, 5 Zweige Thymian, 2 Zweige Oregano, 1 Tl Paprika-Pulver

<u>Zubereitung:</u>
Die Paprika gut waschen, entkernen, in schmale Stücke schneiden und zur Seite stellen.
Das Basilikum waschen, die Hälfte zur Dekoration aufheben und den Rest in grobe Stücke
schneiden. Die übrigen Kräutern waschen, die Blätter abzupfen und ebenfalls zur Seite stellen.
Soviel Rapsöl in einer beschichteten Pfanne geben, dass der Boden leicht bedeckt ist und erhitzen.
Die Baguettescheiben von beiden Seiten bei mittlerer Hitze anrösten und mit zwei Gabeln wenden.
Die fertig gerösteten Brotscheiben auf ein Rost legen.
Je nach Pfannengröße müssen Sie den Arbeitsschritt wiederholen.
Die Pfanne reinigen und 4 El Rapsöl erhitzen. Jetzt die Paprika kurz anrösten und zum Schluss die
Kräuter und die anderen Gewürze in die Pfanne geben und kurz durchschwenken.
Die Paprika auf die Brotscheiben legen und mit dem frischen Basilikum dekorieren. Nun ist die
Bruschetta fertig. **Tipp:** Die Bruschetta schmeckt auch prima mit dem selbstgemachten Pesto.

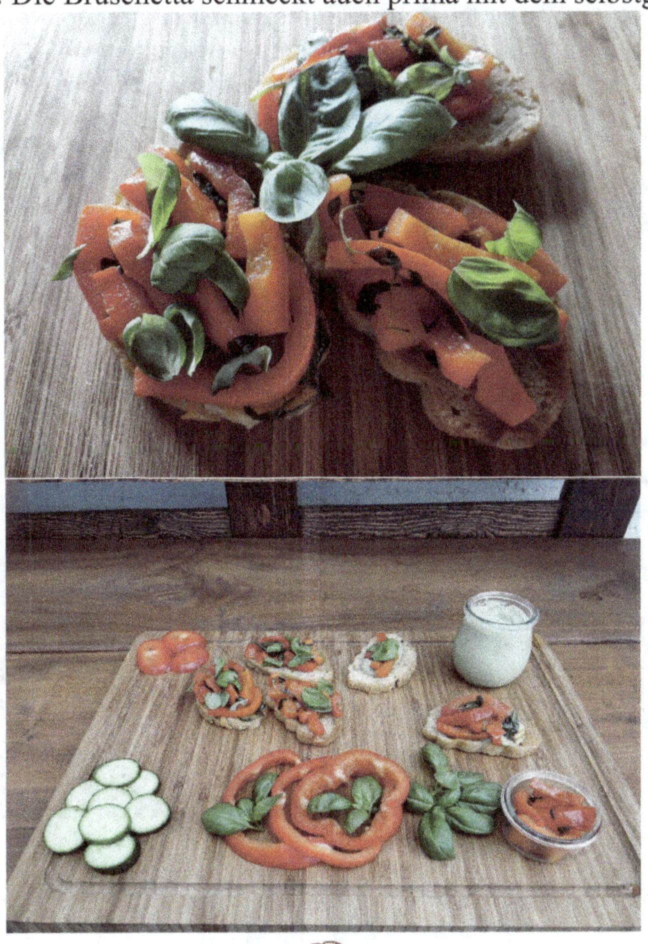

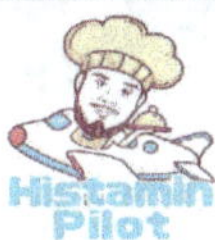

Paprika-Ketchup

<u>Zutaten für 15 kleine Weck-Gläschen (Inhalt ca. je 30 g):</u>
* ½ Gemüsebrühe
* 2 Möhren
* ½ Bund Petersilie
* 3 einzelne Stängel Staudensellerie
* 5 sehr große, dunkelrote Bio-Paprika
* 2 Tl Acerola-Pulver
* ½ Tl Salz
* 4 El Agavendicksaft

<u>Zubereitung</u>: Die Möhren schälen und mit 2 Stangen gesäuberten Staudensellerie in einen höheren Topf mit der Gemüsebrühe ansetzen. ¼ Bund Petersilie, gut gewaschen, dazugeben. Die Brühe bei geöffnetem Topf solange köcheln lassen, bis mehr als die Hälfte der Flüssigkeit verdunstet ist. Das Gemüse herausfischen, entsorgen und die Brühe kurz zur Seite stellen. Die Paprika gut waschen, entkernen und in grobe Würfel schneiden. Die Paprikastücke in die Brühe geben und weiter einreduzieren lassen. Die restliche Petersilie und der letzte Staudensellerie kommen ebenfalls zu der Paprika. Wenn die meiste Flüssigkeit verdunstet und die Paprika weich gekocht ist, alles mit einem Hochleistungs-Mixer pürieren. Dabei bitte die Paprika-Soße von der heißen Herdplatte nehmen. Die Soße mit Acerola-Pulver, dem Salz und dem Agavendicksaft abschmecken.
Alle Zutaten auf die Weck-Gläser verteilen, mit Gummis und Klammern verschließen.
Wer möchte kann diese 60 Min. bei 100 °C im Wecktopf einwecken.
Der Ketchup ist mindestens 3 Monate im Glas haltbar. Wer kein Weckgerät hat, kann die Gläschen natürlich auch einfrieren und mit Klammern verschlossen halten.

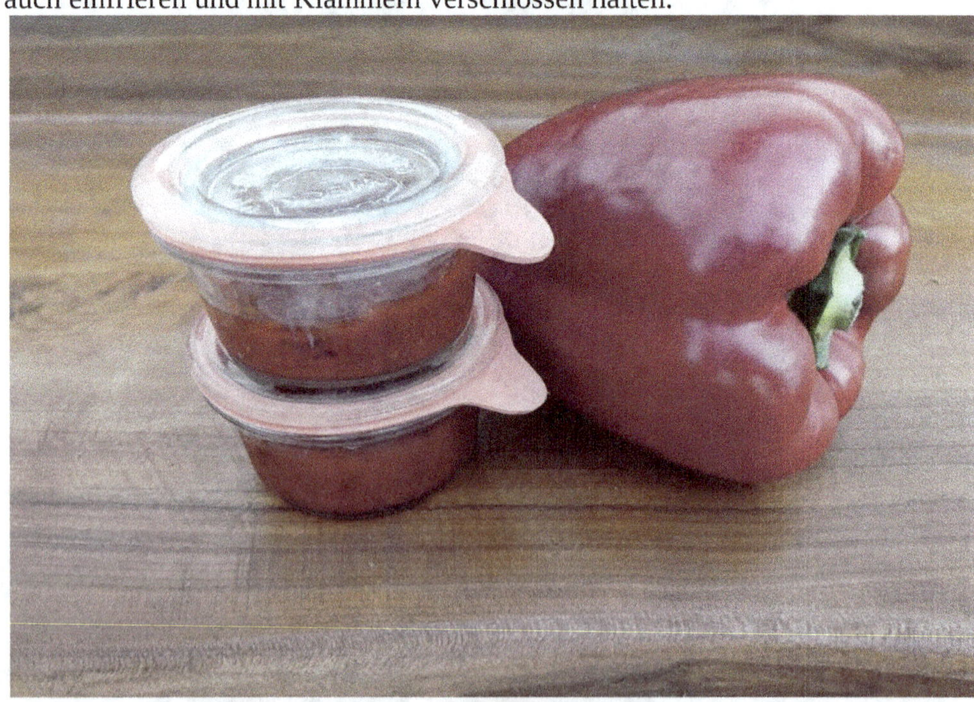

Paprika-Pizza

<u>Zutaten</u> für 1 Blech (3-4 Personen),
<u>Pizzaboden</u>:
- 500 g Ur-Dinkelmehl Typ 630
- 200 ml Sprudel-Wasser
- 100 ml Rapsöl
- 2 Tl Weinstein-Backpulver
- 1 Tl Salz

<u>Zubereitung:</u>
Das Mehl gut mit dem Salz und Backpulver vermengen. Das Rapsöl hinzugeben. Schrittweise das Wasser hinzugeben und den Teig mit den Händen verkneten. Füllen Sie nur soviel Wasser hinzu, dass sich der Teig gut kneten lässt, ohne zu kleben. Den Teig mit einem Nudelholz auf einem Backpapier dünn ausrollen und auf ein Backblech auslegen.

<u>Zutaten für die</u> **Pizzasoße:**
- 50 g Macadamia Nüsse
- 100 ml Rapsöl
- 1 Bund Basilikum
- ½ Tl Thymiangewürz
- ½ Tl Salz

<u>Zubereitung:</u>
Die Nüsse in einem hohen schlanken Topf kurz anrösten. Von der Herdplatte nehmen und alle Zutaten der Pizzasoße dann mit einem Pürierstab pürieren.

<u>Zutaten für den</u> **Pizzabelag:**
- 4 Paprika
- je 1 Tl Oregano, Basilikum, Thymian
- ½ Tl Paprika-Pulver edelsüß und ½ Tl Salz
- 100 ml Rapsöl

<u>Zubereitung:</u>
Die Paprika waschen, entkernen , in Streifen schneiden , in Rapsöl andünsten und Gewürze unterrühren.

<u>Letzter Schritt der Zubereitung:</u>
Das Basilikum Püree (Pizzasoße) auf dem Teig verstreichen. Die Paprika darüber verteilen.
Pizza bei 150° C im vorgeheizten Backofen 20 Min. backen (Umluft).

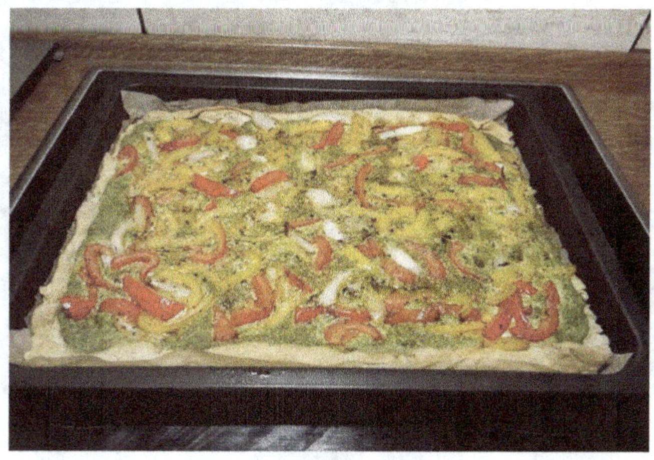

Brotaufstrich / Paprika-Streich

Zutaten für 12 kleine Gläser je 30 ml:
- 6 große Bio-Paprika
- 100 ml Rapsöl
- 200 ml Gemüsebrühe
- 1 Tl Salz
- 1 Tl Paprika-Pulver
- 1 Tl Basilikum

Zubereitung:

Die Paprika waschen, entkernen und würfeln. Die Paprika im erhitzten Rapsöl andünsten.
Die Gemüsebrühe hinzugeben und die Flüssigkeit 20 Min. einreduzieren lassen.
Die Brühe sollte dann verdunstet sein.
Mit dem elektrischen Rührstab alles leicht pürieren und anschließend den Streich würzen und in die kleinen Gläser abfüllen. (ggf. einwecken oder einfrieren, je nach weiterer Verwendung).

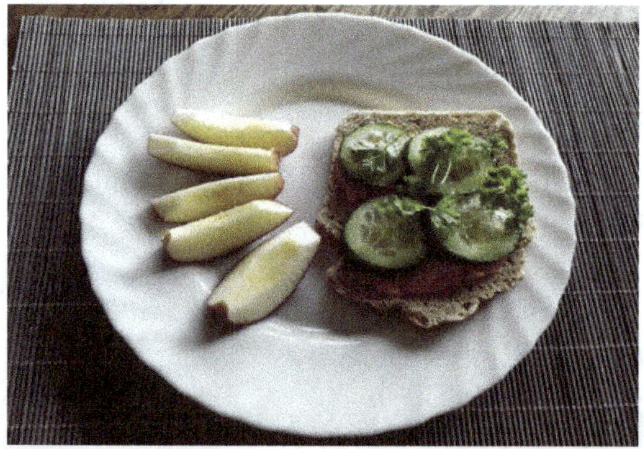

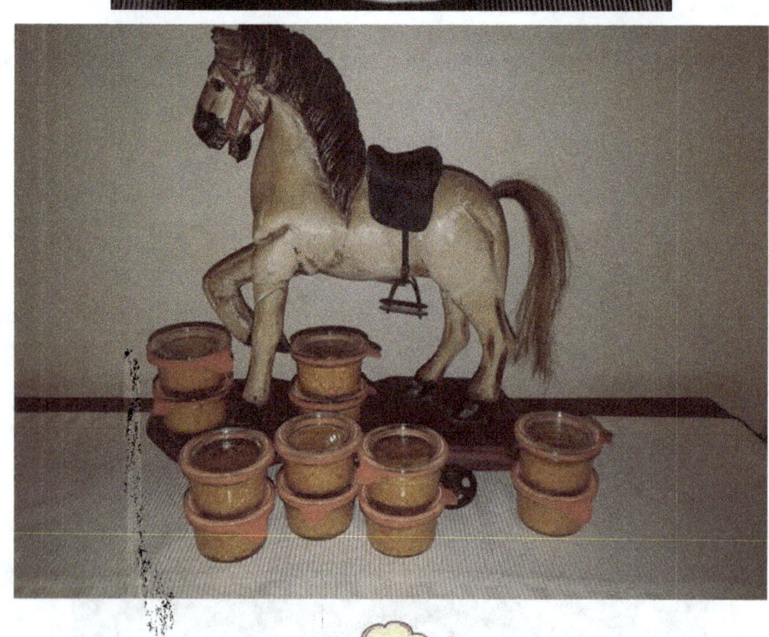

Partysalat

<u>Zutaten für 4 Personen:</u>
- 500 g Ur-Dinkel Spirelli
- 250 g Hühnchenfleisch
- 1 weiße Zwiebel
- 1 gelbe und 2 rote Paprika
- 6 El Rapsöl

Pesto:
- 1 großes Bund Basilikum
- 200 ml Rapsöl
- ½ Tl Thymian
- ½ Tl Salz
- 100 g Bio – Macadamia Nüsse (ohne Schale)
- 1 weiße Zwiebel

<u>Zubereitung:</u>
Nudeln al dente kochen. Für das Pesto die gewürfelte Zwiebel in etwas Rapsöl andünsten. Die Macadamia Nüsse hinzugeben und unter rühren kurz anrösten. Die Masse erkalten lassen und mit den restlichen Pesto-Zutaten pürieren. Das klein geschnittene Fleisch in Rapsöl anbraten. Die Zwiebel und Paprika ebenfalls klein geschnitten in die Pfanne geben und 10 Min. mit garen.
Die abgetropften Nudeln mit dem Pesto, der Paprika und dem Huhn vermengen.
Den Salat kann man sofort warm genießen, oder gut gekühlt noch wenige Stunden später.

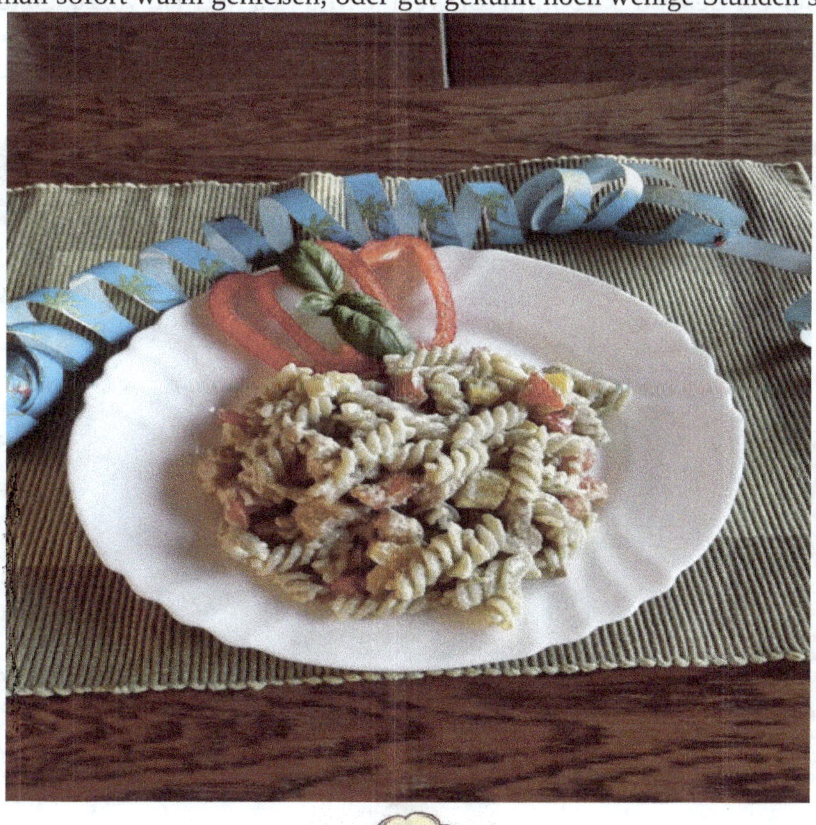

Peach meets chicken

<u>Zutaten für 4 Personen:</u>
- 2 große Hühnerbrüste und 6 große reife Pfirsiche
- getrocknete Kokosflocken zum Garnieren und ½ Kopfsalat
- 200 g rote Trauben und 1 Glas Bio-Heidelbeeren ohne Zusätze
- 4 Scheiben Urdinkel-Brot
- Rapsöl zum Anbraten und 4 kleine Zweige frischer Rosmarin

Dressing
- 3 El Kokosflocken und 100 g Macadamianüsse
- 1 gekühlte 400 g Dose mit Creola de Coco
- 1 großer reifer Pfirsich und 20 ml Verjus mild
- 1 Tl Salz und 1 Tl Kräuter de Provence

<u>Zubereitung</u>: Die Kokosdose vorsichtig öffnen und die feste Kokoscrème in einen Mixer geben. Alle weiteren Zutaten vom Dressing ebenfalls zur Kokoscrème in den Mixer geben und pürieren. Das Fleisch in dünne Scheiben schneiden und mit 2 El vom Dressing einreiben und für den Geschmack über Holzkohle grillen. An schlechten Tagen das Fleisch in einer Auflaufform mit etwas Wasser im Backofen garen. Die Brotscheiben mit Rapsöl von beiden Seiten anrösten. Beim Anrösten sollte ein kleiner Zweig Rosmarin ins Öl gelegt werden. Die fertigen Brotscheiben auf ein mit Backpapier ausgelegtes Backblech legen. Auf das Brot legen Sie ein Stück Fleisch, geben 2 El Dressing darüber und dekorieren das ganze mit einem in zwei Hälften geschnittenen Pfirsich. Das Backblech schieben Sie bei 180° C Umluft für wenige Minuten in einen vorgeheizten Backofen. Der Kopfsalat wird vorsichtig gewaschen und trocken getupft. Diesen legen Sie als Beilage an den Tellerrand neben das Pfirsichbrot und dekorieren den Salat mit den restlichen Pfirsichen, Trauben, Kokosflocken, Dressing und Heidelbeeren.

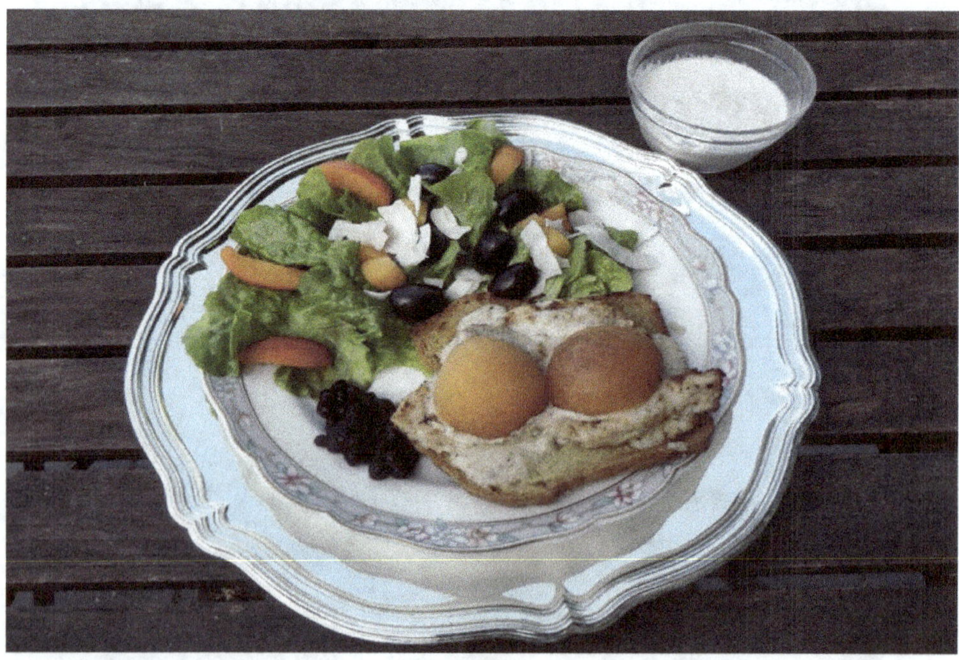

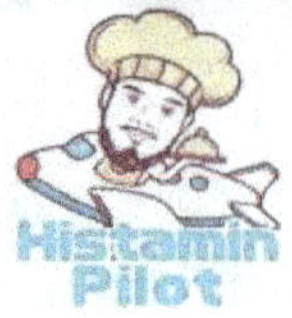

Pistazieneis

<u>Zutaten für 12 Eiskugeln:</u>
- 150 g Pistazienkerne geschält und naturell
- 400 ml Creola de Coco
- 250 ml Wasser
- 6 Eigelb Größe M
- 130 g Rohrohrzucker
- gehackte Pistazien zur Dekoration

<u>Zubereitung</u>: Die Pistazien mit einem Pürierstab fein zermahlen, mit Creola und Wasser in einem Topf erhitzen und unter Rühren kurz aufkochen. Das Eigelb sorgfältig vom Eiweiss trennen und das Eigelb mit dem Zucker in einer großen Schüssel vermengen. Die erhitzte Pistazienmasse zum Eigelb geben und zügig verrühren. Dann schütten Sie alles wieder zurück in den Topf und erhitzen die Masse erneut 3 Min. unter ständigem Rühren ohne sie zu kochen. Die Crème abkühlen lassen und in eine leistungsstarke Eismaschine einfüllen. Falls Sie keine Eismaschine zur Hand haben, stellen Sie die Schüssel für mindestens 4-5 Stunden ins Eisfach und rühren die Crème alle 30 Min. kräftig durch, damit keine Eiskristalle entstehen.
Wichtig: immer mit sauberen Rührbesen die Eismasse bearbeiten!

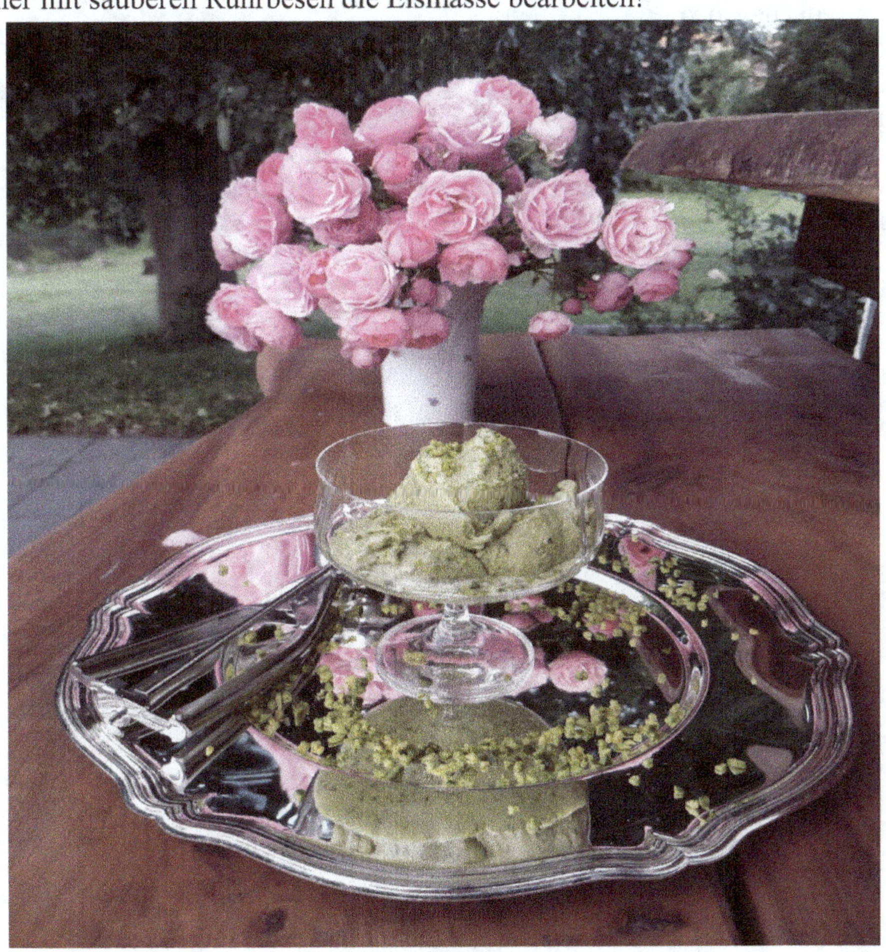

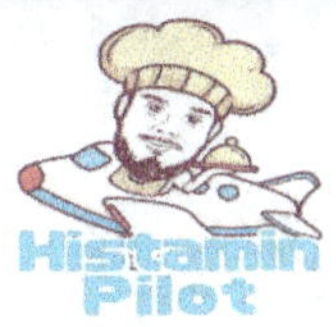

Pulled Chicken Bratensoßen

<u>Zutaten süße Soße:</u>
- 500 ml Bratensud
- 1/3 Bund Petersilie
- 1 rote Bio-Paprika
- 1 Tl Salz und 1 Tl Paprikapulver
- 1 El Honig
- 3 gestrichene El Speisestärke und 30 ml kaltes Wasser

<u>Zubereitung</u>: Paprika waschen, entkernen und zerkleinern. Sud, Petersilie, Paprika, Gewürze und Honig fein pürieren und in einem Topf erhitzen. Die Speisestärke mit dem Wasser glattrühren und in die kochende Soße einrühren. Alles kurz aufkochen lassen und mit Reis anrichten.

Tipp: Die Soße schmeckt prima zur Bunten Gemüsepfanne mit Knusperhuhn.

<u>Zutaten mediterane Art:</u>
- 500 ml Bratensud
- 100 ml Creola de Coco
- 1 Tl Salz
- ½ Tl Gewürze der Provence
- 2 El Speisestärke und 20 ml kaltes Wasser

<u>Zubereitung</u>: Den Bratensud erhitzen und Creola, Salz und Gewürze hinzugeben. Die Speisestärke mit dem Wasser glattrühren und in die kochende Bratensoße unter Rühren hinzugeben.

Tipp: Die Soße schmeckt gut zu Kartoffeln oder Nudeln.

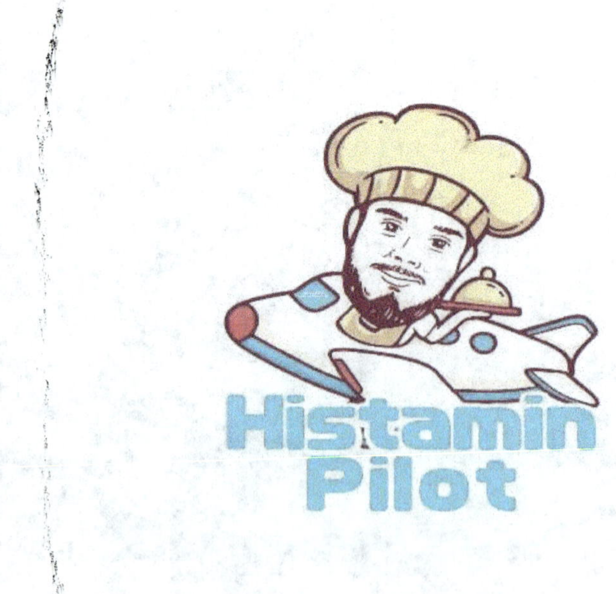

Pulled Chickenburger

<u>Zutaten für 8 Burger:</u>
- 1 großes frisches Kikokhuhn
- 600 ml Gemüsebrühe selbstgemacht und 1 Tl Salz

<u>Soße</u>
- 300 ml Gemüsebrühe selbstgemacht
- 100 g Sauerkirschen (Tiefkühlware)
- 1 rote Bio-Paprika und 1/3 Bund Petersilie
- 2 Tl Paprikapulver und 30 ml Verjus mild
- 3 El Agavendicksaft und 3 El Rohrohrzucker
- 1 gehäufter EL Speisestärke und 20 ml kaltes Wasser
- 2 El Rapsöl und 1 Tl Salz

<u>Gemüse</u>
- 1 Schlangengurke und 1 Bund milde Radischen
- 2 Bio Mini Romanasalate und Möhren zur Dekoration

<u>Burger-Fladenbrot</u>
- 500 g Urdinkelmehl Typ 630 und 300 ml Sprudelwasser
- 2 Tl Salz und 2 gestrichene Tl Weihensteinbackpulver
- 12 El Rapsöl und Rapsöl zum Ausbacken und Mehl zum Ausrollen

<u>Zubereitung:</u> Das mit kaltem Wasser gewaschene Huhn mit der Brühe 100 Min. bei 180°C Umluft in einem geschlossenen Bräter im Backofen garen. Für die Zubereitung der Soße die Gemüsebrühe erhitzen bis soviel Wasser verdunstet ist, dass 60 ml übrig sind. Die Paprika waschen, entkernen und zerkleinern. Danach Kirschen, Paprika, Petersilie, Paprikapulver, Verjus, Agavendicksaft, Rohrohrzucker, Öl, Salz und die 60 ml Brühe in einem Mixer fein pürieren. Das Püree in einen Topf füllen, aufkochen lassen und die mit Wasser glatt gerührte Speisestärke unter Rühren in die Soße geben. Die Soße abkühlen lassen und kaltstellen. Das Gemüse waschen, Radischen und Gurke in Scheiben schneiden. Die Salatblätter vorsichtig auseinanderschneiden, waschen und abtropfen lassen. Alle Zutaten des Fladenbrotes vermengen und den Teig in 16 Stücke teilen. Die Teigstücke jeweils zu einer Kugel formen und flach ausrollen. Die runden Fladen werden mit etwas Rapsöl in einer beschichteten Pfanne bei mittlerer Hitze von beiden Seiten goldgelb gebacken. Das fertige Huhn wird von Knochen und Haut gelöst und in kleine Stücke gezupft. Das Fleisch mit Salz würzen
und mit Salat, Gemüse und Soße zwischen 2 Fladenbroten anrichten. **Tipp:** Den Bratensud vom Huhn sofort in ein verschließbares Gefäss füllen, kalt stellen und am nächsten Tag als Bratensoße verwenden.

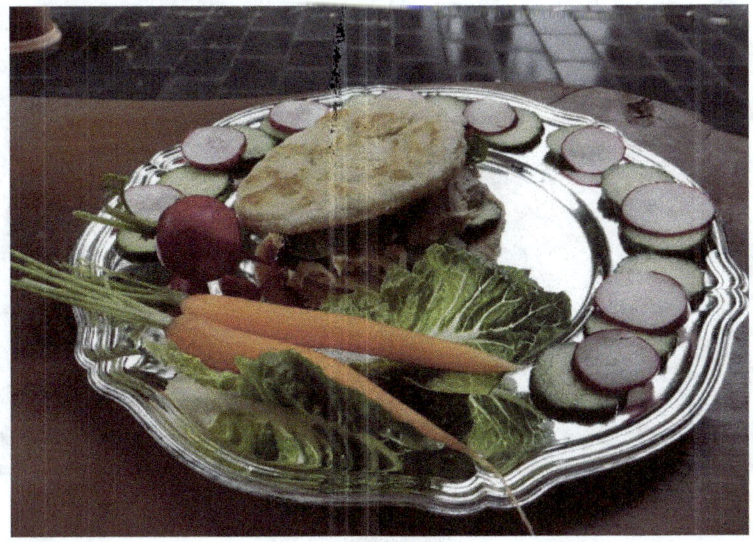

Quinoa-Bratling an Gemüse und Reis

<u>Zutaten für 4 Personen:</u>
- 300 g Oryza-Reis

<u>Bratlinge:</u>
- 1 Zucchini und 3 mittelgroße Möhren
- 3 El Ur-Dinkelmehl
- 150 g Quinoa rot
- 1 Tl Salz und 2 Eigelb
- reichlich Rapsöl zum Braten

<u>Gemüse:</u>
- 1 Zucchini und 3 mittelgroße Möhren
- 125 ml Creola de Coco
- 200 ml Wasser
- 1 Tl Salz und 6 El Rapsöl
- 3 El Ur-Dinkelmehl
- ½ Tl Thymian

<u>Zubereitung:</u>

Oryza-Reis nach Anweisung kochen. Das Quinoa nach Packungsanleitung kochen und erkalten lassen. Für die Bratlinge die Zucchini und die geschälten Möhren raspeln. Das Eigelb, die Möhren, die Zucchini, das Mehl, das Salz und das Quinoa vermengen. In einer Pfanne reichlich Rapsöl erhitzen und die in der Hand geformten Bratlinge in die Pfanne legen und von beiden Seiten goldgelb braten.

Für das Gemüse die Zucchini und die geschälten Möhren in Scheiben schneiden. Das Gemüse in 6 El Rapsöl andünsten. 3 El Ur-Dinkelmehl unterrühren. Mit Wasser, Creola de Coco ablöschen und vermengen. Zum Schluss noch würzen und abschmecken.

Wichtig!: Quinoa nur geschält und gut gewaschen verwenden. Auf der Schale befinden sich Saponine, die den Magen reizen.

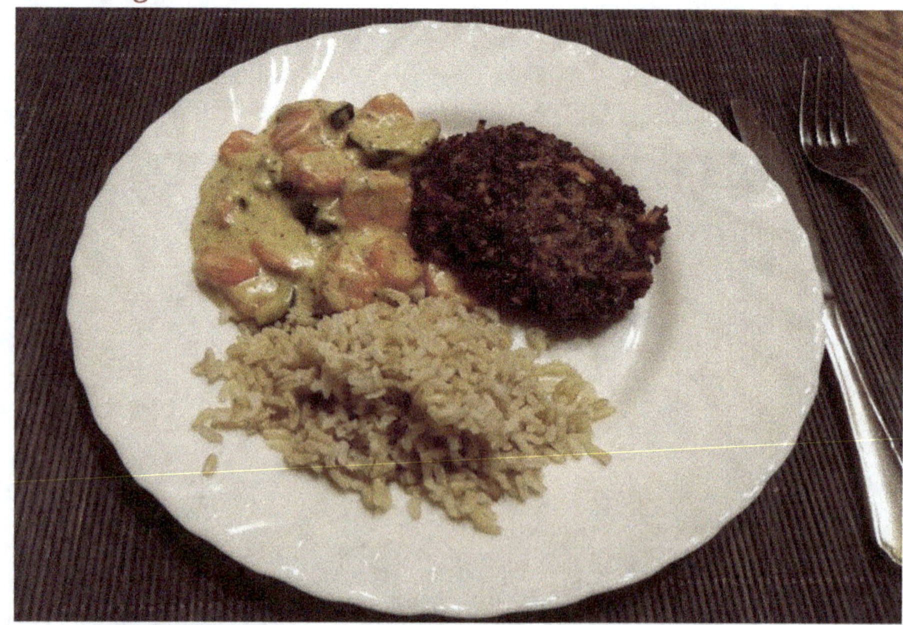

Reisbällchen mit Mixed – Soße „Zubereitung 30 Min."

<u>Zutaten für 4 Personen:</u>
- 300 g Langkornreis (Zubereitung nach Packungsanleitung)
- 700 g Hühnerbrust
- je 1 rote und 1 gelbe Bio – Paprika
- 2 Möhren
- 150 ml Öl zum Anbraten

<u>Zutaten für die Soße:</u>
- 300 ml Gemüsebrühe
- 300 ml Creola de Coco
- 2 rote Bio – Paprika
- 1 Tl Salz, 1 Tl Paprikapulver, 1 Tl Acerolapulver und 1 El Honig
- ½ Bund Petersilie
- 3 gehäufte El Dinkelmehl zum Abbinden

Zubereitung: Alle Paprikaschoten waschen, entkernen, 1 rote und die gelbe Paprika in Streifen schneiden und die beiden anderen Schoten in den Mixer legen. Die Möhren waschen, in Streifen schneiden und zur geschnittenen Paprika legen. Das Hühnchenfleisch in kleine Würfel schneiden und im Öl anbraten. Die Paprika und die Möhren dazugeben und kurz mitgaren lassen. Währenddessen die Brühe, Creola, Gewürze, Honig und gewaschene Petersilie zu der Paprika in den Mixer geben. Alles zu einer Soße mixen. Das Dinkelmehl über das Fleisch streuen und mit dem Pfannenwender unterrühren. Die Soße hinzugießen, unterrühren und kurz aufkochen lassen. Den Reis in eine Tasse geben, leicht andrücken und mit Schwung auf einem Teller umstülpen. Die Reisbällchen mit Soße begießen.

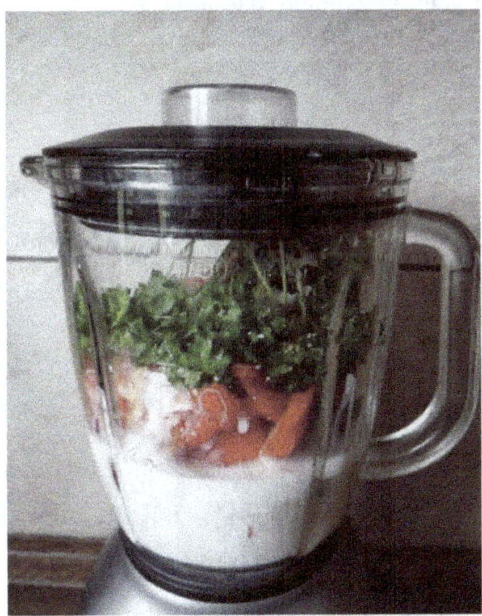
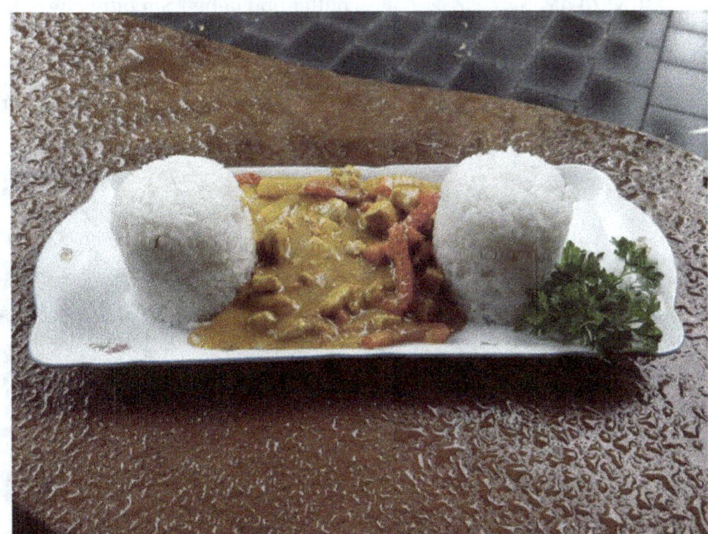

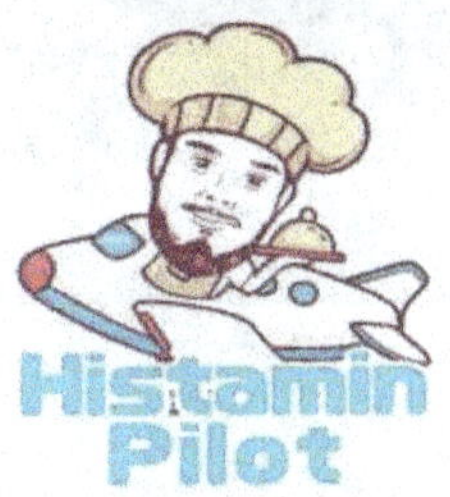

Rigatoni mit grünem Spargel an Safran Crème

Zutaten für 4 Personen:

Nudeln

- 500 g Rigatoni aus Bio-Dinkelnudeln (reiner Urdinkel)
- 30 ml Rapsöl und 1 Tl Salz

Soße

- 1 gelbe Paprika und 50 g Macadamia Nüsse
- 80 ml Rapsöl und 300 ml Creola de Coco
- 100 ml kaltes Wasser und 2 gehäufte El Maisstärke
- 0,1 g Safran (Fäden) und 1 Tl Salz
- ½ Tl Acerola-Pulver

Spargel

- 250 g grüner Spargel und 300 ml Wasser

Zubereitung: Den Spargel waschen und das harte untere Ende abschneiden. Die Spargelstange einmal zerteilen, d. h. das untere Drittel der Stange abschneiden, weil die Spargelspitzen später auf den Nudeln angerichtet werden. Den gesamten Spargel in 300 ml Wasser 10 Min. köcheln lassen.

Die Spargelspitzen herausnehmen und Beiseite stellen.

Paprika waschen, in kleine Stücke schneiden und entkernen. Das Öl erhitzen, die Paprika und die Nüsse dazugeben und anrösten. Mit dem Spargelwasser, der Creola ablöschen und die unteren Spargelenden dazugeben. Den Topf von der Herdplatte nehmen und den Inhalt mit einem Pürierstab pürieren. In einem Becher das kalte Wasser und die Maisstärke verrühren.

Den Topf wieder auf die Herdplatte stellen und erhitzen. Mit einem Schneebesen die angerührte Maisstärke in die Soße schütten, kurz erhitzen und dabei ständig rühren, bis die Soße abgebunden ist. Mit Acerolapulver, 1 Tl Salz und den Safranfäden würzen. Die Soße unter ständigem Rühren noch einmal kurz erhitzen, damit die Safranfäden ihre Farbe entfalten können. Die Nudeln in kochendes Salzwasser schütten und al dente (bissfest) kochen. Die Kochzeit beträgt ca. 13 Min.

Danach wird das Salzwasser abgeschüttet und geben Sie bitte etwas Rapsöl über die Nudeln, damit diese nicht verkleben. Die Nudeln auf dem Teller anrichten, die Soße darüber geben und als Topping die Spargelspitzen auf die Nudeln legen.

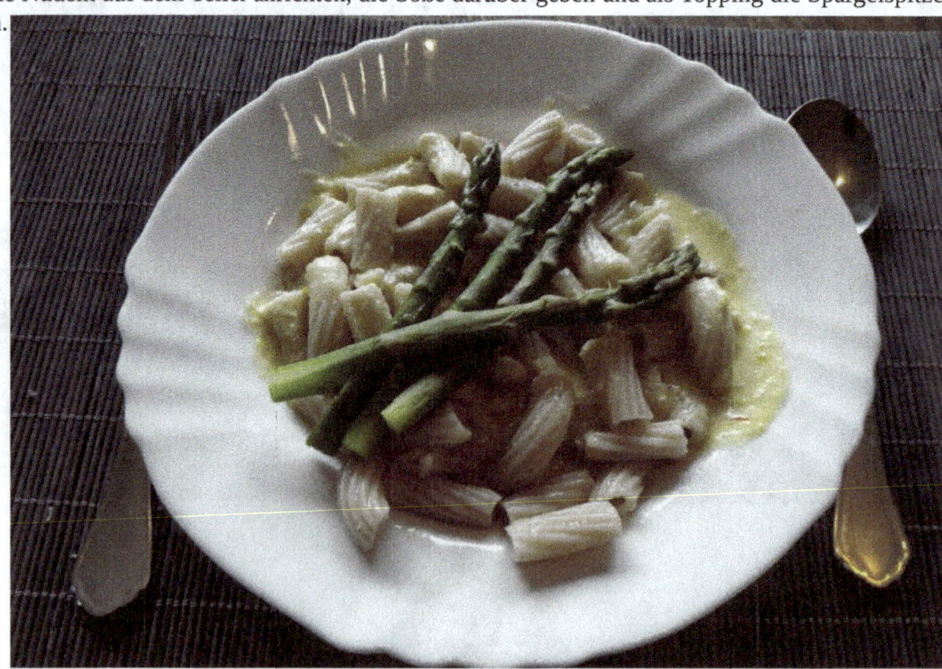

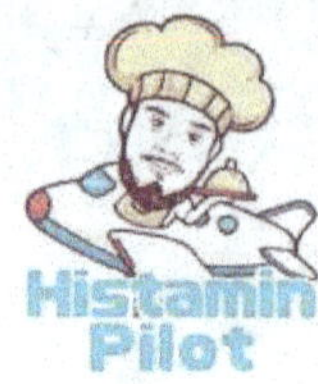

Romanesko an Kräuterhuhn

<u>Zutaten für 4 Personen:</u>
Fleisch
- 400 g Hühnchenbrust
- 1 Tl Oregano, 1 Tl Thymian, ¼ Tl Rosmarin, 1 Tl Salz
- 60 ml Rapsöl für die Kräuter und 80 ml Rapsöl zum Anbraten

Romanesko
- 1 Romanesko, 300 ml Wasser, ½ Tl Salz

Kartoffelpüree
- 12 mittelgroße Kartoffeln, Salzwasser zum Kochen
- 100 ml Hafermilch und 150 ml Creola de Coco und 1 Tl Salz

Bratensoße
- 50 ml Creola de Coco
- 1 Tl Salz und ½ Tl Paprikapulver edelsüß
- 2 El Ur-Dinkelmehl, Typ 630
- 20 ml Rapsöl

<u>Zubereitung</u>: Die Kräuter und das Salz in einem Mörser zerreiben, damit die Aromen sich besser entfalten. Die Kräuter mit dem Rapsöl mischen. Das gut gekühlte Fleisch in dünne Scheiben schneiden und diese in das Kräuteröl legen. Das eingelegte Fleisch in den Kühlschrank stellen.
Die Kartoffeln schälen, klein schneiden und im Salzwasser ca. 30 Min. kochen.
Das Wasser abschütten und die Hafermilch, die Creola und das Salz zu den Kartoffeln geben.
Die Kartoffeln werden mit einem Stampfer gut verknetet.
Den Romanesko mit dem Wasser und dem Salz 10 Min. bei geschlossenem Topf kochen. Den Romanesko herausnehmen und das Wasser zur Seite stellen. Das Rapsöl zum Anbraten in der Pfanne erhitzen, das Fleisch aus dem Kühlschrank nehmen und in der Pfanne anbraten, bis es eine schöne Bräunung annimmt. Die Pfanne vom Herd nehmen und das Fleisch aus der Pfanne herausnehmen. Nun bereiten Sie die Soße zu. Sie schütten etwas Rapsöl in die neu erhitzte Pfanne und geben das Mehl hinzu. Dieses rühren Sie mit dem Schneebesen gleichmäßig unter das Öl. Jetzt lassen Sie für wenige Sekunden das Mehl anschwitzen und schütten das Romaneskowasser hinzu und rühren alles mit dem Schneebesen zu einer glatten Soße. Mit Salz, Creola und Paprikapulver abschmecken. Nach Geschmack können Sie auch noch weitere geriebene Kräuter hinzufügen. Alles zusammen anrichten.

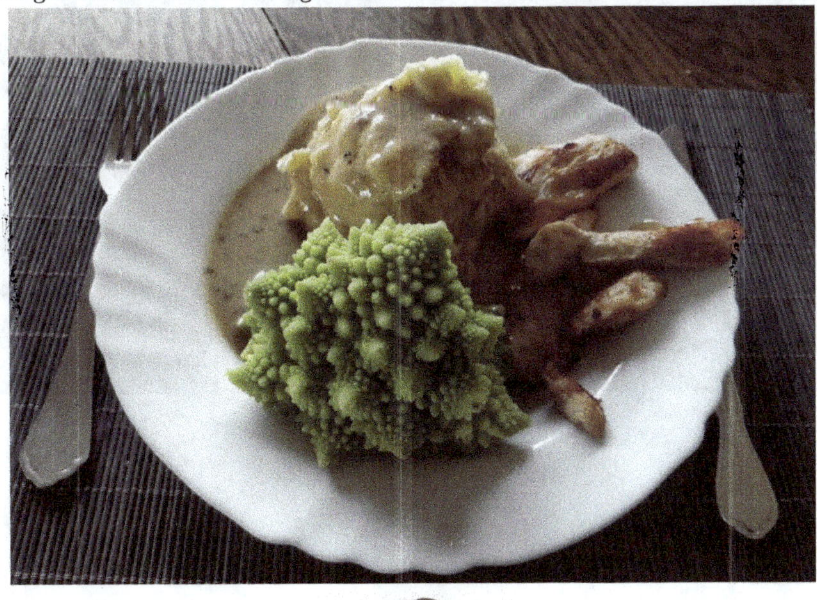

Rosinenstuten

<u>Zutaten für 1 Stuten:</u>
- 1 kg Mehl, Typ 630 Ur-Dinkelmehl
- 37 g Weinsteinbackpulver
- 1 gestrichener El Salz
- 200 g Rosinen (ungeschwefelt mit Rapsöl)
- 200 ml Creola de Coco
- 550 ml Sprudelwasser

<u>Zubereitung:</u>
Mehl, Salz, Backpulver und Rosinen gut vermischen. Creola de Coco und Sprudelwasser zügig mit den Händen unterrühren. Den Teig in eine mit Backpapier ausgelegte Brotbackform geben.
Den Ofen auf 250° C vorheizen und auf ein zusätzlich eingeschobenes Backblech Wasser zum Befeuchten des Brotes geben. Das Brot zunächst 10 Min. bei 250° C Umluft backen lassen.
Die restliche Backzeit von 50 Min. wird das Brot bei 150° C zu Ende gebacken.

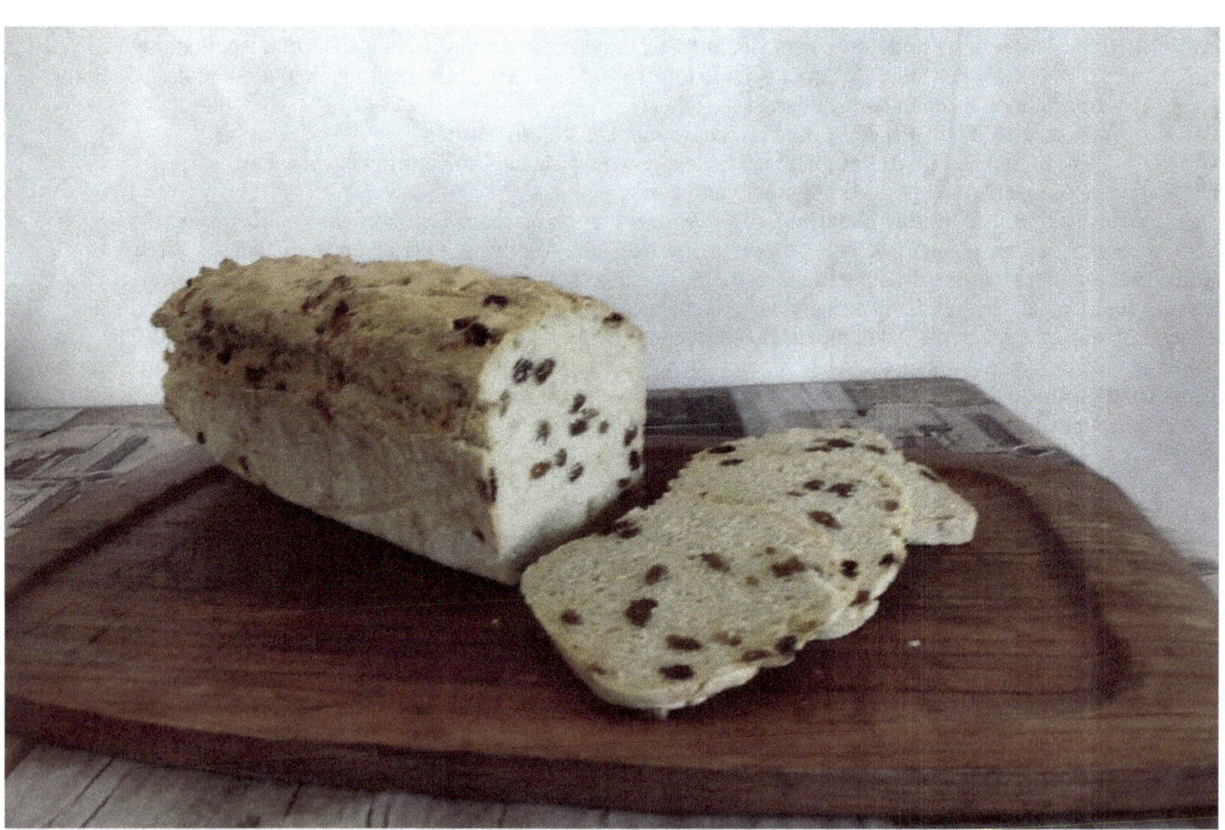

Rührei mit Brot

<u>Zutaten für 1 Person:</u>
- 5 Eigelb
- 2 El Creola de Coco und 3 El. Sprudelwasser
- ½ Tl Salz
- 3 El Rapsöl

<u>Beilage:</u> Brot und Petersilie

<u>Zubereitung:</u>
Eigelb, Creola de Coco, Wasser und Salz verrühren. Bitte achten Sie darauf, dass die Eier besonders frisch bei der Verarbeitung sind. Machen Sie gerne den „Geruchstest". Falls die Eier stärker riechen sollten, diese bitte nicht verwenden. Um das Eigelb besonders gut vom Eiweiß zu trennen, kann man das Eigelb zum Schluss vorsichtig mit etwas Wasser abspülen.
Die Zutaten in eine beschichtete Pfanne mit dem erhitzten Rapsöl anbraten.
Das Rührei mit der Petersilie auf dem Brot anrichten und sofort essen.

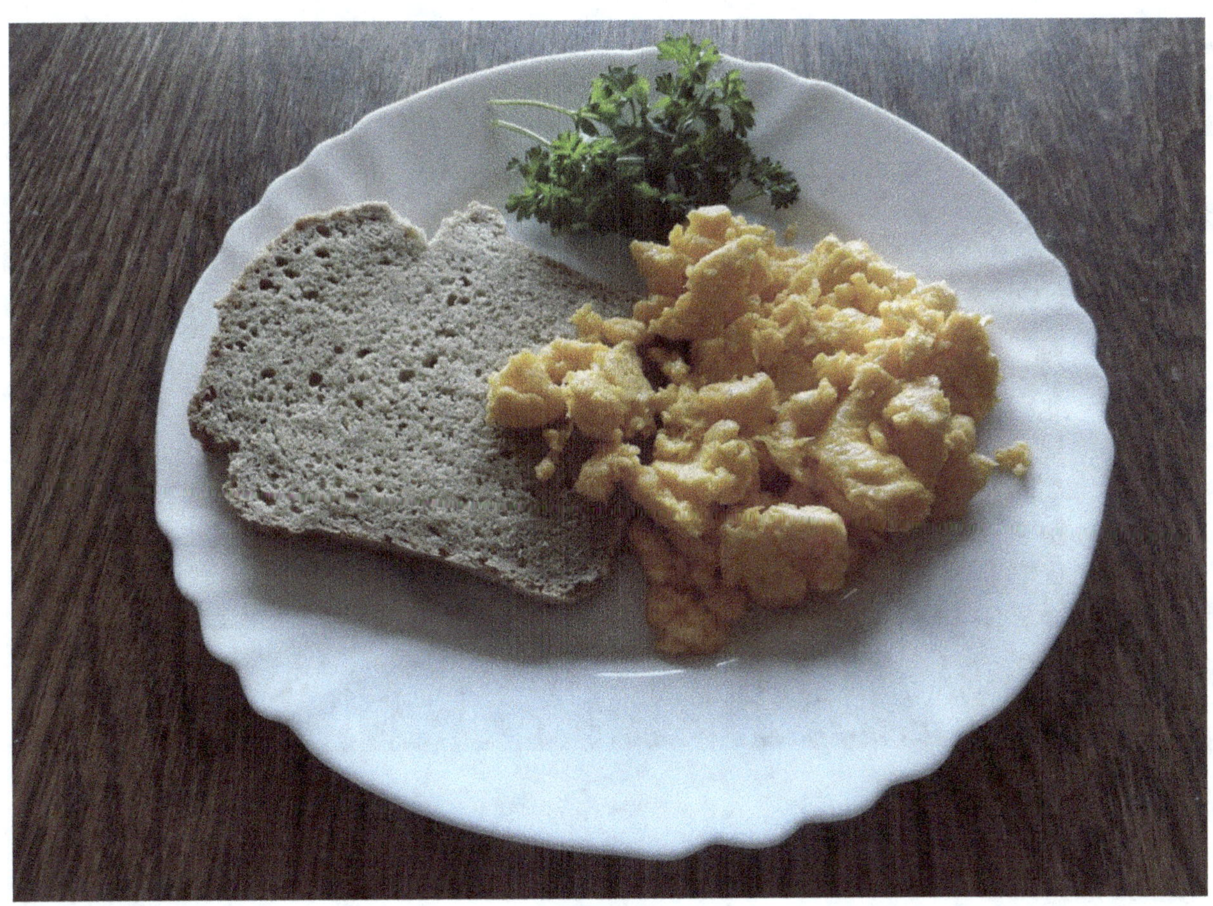

Bunter Salat mit Topping

<u>Zutaten für 4 Personen:</u>
- ½ Lollo Bionda
- 2 Möhren
- 1 gelbe und 1 rote Paprika
- 1 kleine Bio-Schlangengurke
- ½ Bund Petersilie

<u>Zutaten für das Dressing:</u>
- 200 ml Creola de Coco
- ½ Tl Paprika-Pulver
- ½ Tl Salz

<u>Zubereitung:</u> Das Gemüse und den Salat gut waschen. Der Salat wird in kleine Stücke gezupft. Die Möhren schälen und in Scheiben schneiden. Die Paprika in feine Streifen schneiden und das Kerngehäuse entfernen. Eine Bio-Schlangengurke in Scheiben schneiden. Alle Zutaten auf die Teller verteilen, mit Petersilie bestreuen. Die Dressing-Zutaten verrühren und darüber geben.

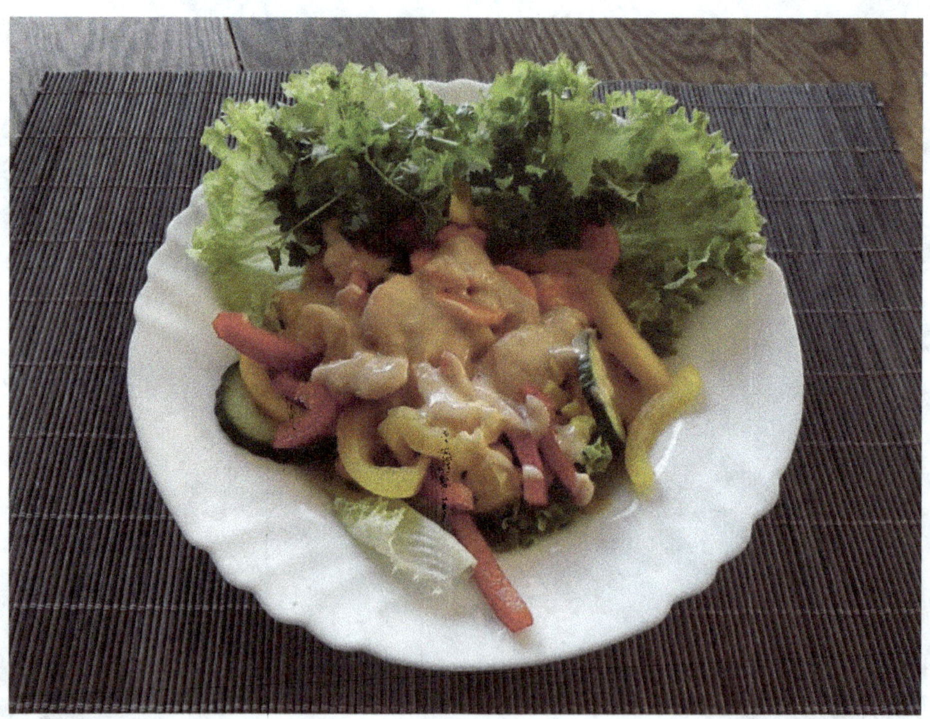

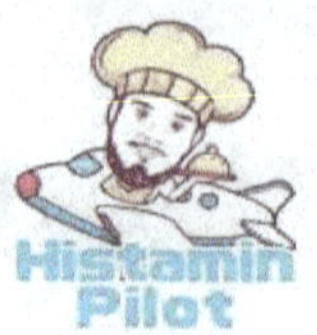

Trauben-Gurken-Salat

<u>Zutaten für 4 Personen:</u>
- ½ Lollo Bionda
- 1 kleine Bio-Schlangengurke
- 300 g rote und grüne kernlose Trauben
- ein paar Zweige Petersilie zur Dekoration
- 150 ml Traubenkern-Öl
- ¼ Tl Salz

<u>Zubereitung</u>: Das Gemüse, Obst und den Salat gut waschen. Der Salat wird in kleine Stücke gezupft. Eine Bio-Schlangengurke in Scheiben schneiden. Alle Zutaten auf die Teller verteilen, mit Petersilie bestreuen. Die Dressing-Zutaten verrühren und darüber geben. Nach meiner persönlichen Erfahrung ist das Traubenkernöl besonders gut bekömmlich. Bitte sparsam dosieren, auf Grund des hohen Preises.

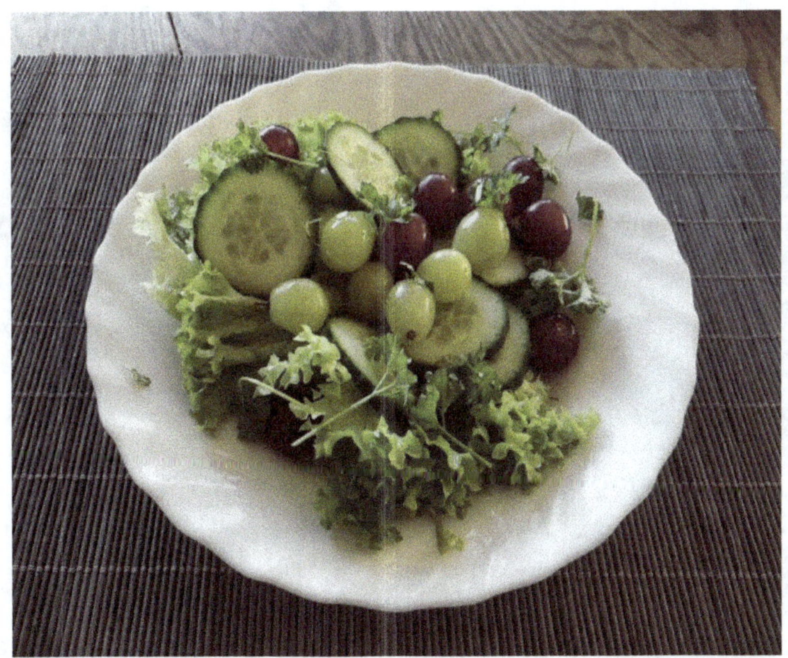

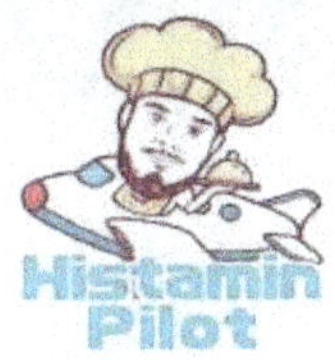

Bauernsalat

Zutaten für 4 Personen:
- ½ Eisbergsalat
- 1 Mini Bio-Gurke
- 100 g Maiskörner aus dem Glas
- 2 Bio-Möhren und 1 rote Paprika

Zutaten für das Öl-Kräuter Dressing:
- 200 ml. Rapsöl
- je eine handvoll Oregano,- Thymian- und Basilikumstengel mit Blatt
- 1 Tl Acerolapulver und ½ Tl Salz

Zubereitung: Den Salat halbieren, waschen und in Streifen schneiden. Die Gurke waschen und mit Schale in Scheiben schneiden. Die Paprika waschen, entkernen und klein schneiden. Die Möhren schälen und in Würfel schneiden. Den Salat und das Gemüse in eine Salatschüssel geben.

Die Zutaten des Kräuterdressings im Hochleistungsmixer gut verquirlen und über den Salat geben.

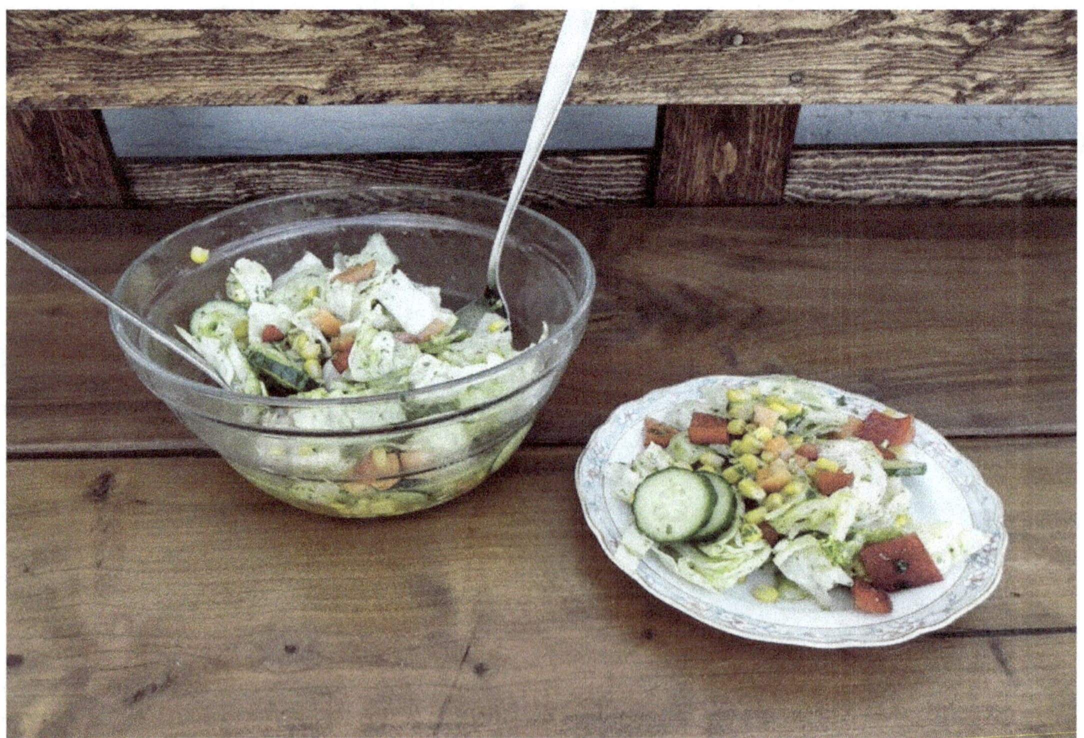

Schmorkohl, Knödel und Braten

<u>Zutaten für 4 Personen:</u>
<u>Schmorkohl</u>:

- 1 großer Weißkohl
- ¼ Liter Apfelsaft
- 1 Tl Salz
- 6 El Rapsöl
- 2 Tl (gestrichen) Rohrohrzucker
- 250 ml Wasser

Braten: siehe Rezept Sonntagsbraten
Knödel: Bio-Kartoffel-Knödel halb & halb aus dem Bio-Markt
(Kartoffeln, Kartoffelstärke, Meersalz, Rosmarinextrakt)

<u>Zubereitung:</u>
Den Weißkohl in feine Streifen schneiden und mit dem Apfelsaft und ¼ Liter Wasser 30 Min.
kochen lassen. Den Sud danach weg gießen und den Kohl abtrocknen.
Rapsöl mit dem Zucker in einer großen beschichteten Pfanne karamellisieren lassen.
Vorsicht: der Zucker verbrennt sehr schnell, daher oft umrühren und der Zucker darf höchstens eine
hellbraune Farbe haben. Den Kohl in die Zuckermasse geben und mehrfach umrühren bis der Kohl
die gewünschte Bräunung erhält.

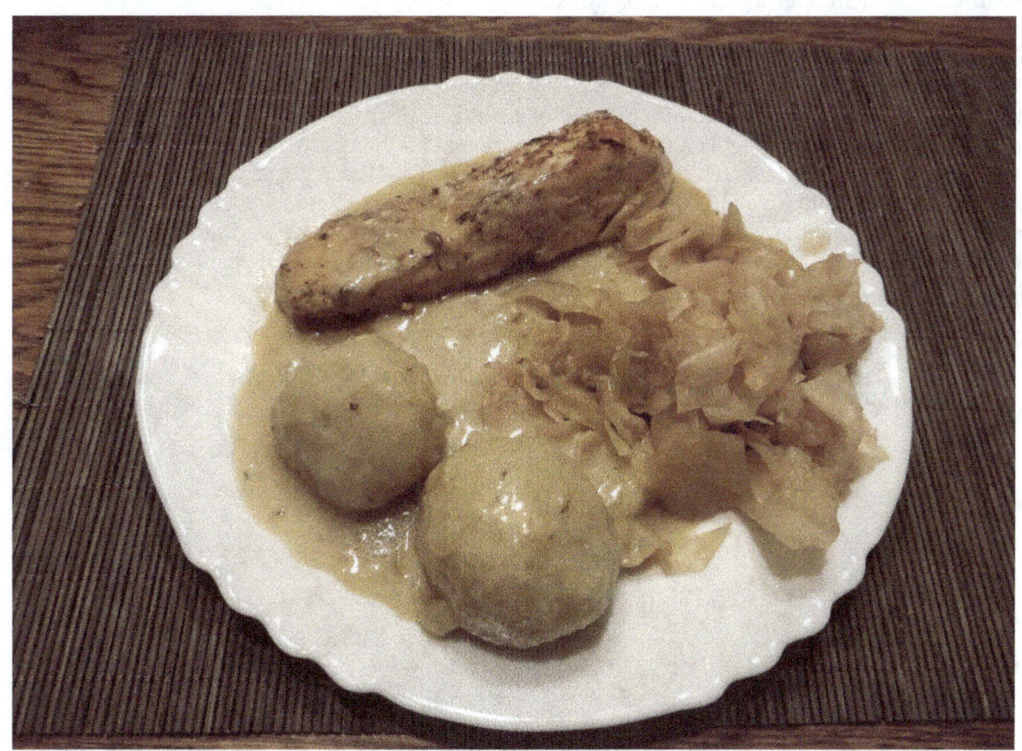

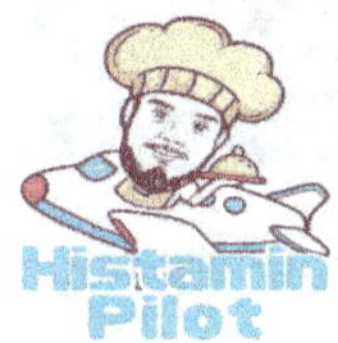

Sellerie-Schnitzel

<u>Zutaten für 4 Personen:</u>
Sellerie-Schnitzel
- 1 großer Knollensellerie und 80 ml Rapsöl

Panade
- 3 Scheiben Dinkelbrot, Typ 630
- 2 Eigelb, 80 ml Creola de Coco, 80 ml Wasser, 1 Tl Salz

Gemüse
- 1 Mini-Blumenkohl, 1 Mini-Brokkoli, 3 große Möhren
- 300 ml Wasser, ½ Tl Salz

Kartoffelpüree
- 12 mittelgroße Kartoffeln, Salzwasser zum Kochen
- 100 ml Hafermilch und 150 ml Creola de Coco und 1 Tl Salz

Bechamel-Soße
- 200 ml Creola de Coco
- 1 Tl Salz, 60 ml Rapsöl, 2 El Urdinkelmehl Typ 630

<u>Zubereitung:</u> Die Brotscheiben nebeneinander auf ein Backofenrost legen und bei 150°C Umluft solange im Ofen backen, bis sie komplett durchgetrocknet sind. Die getrockneten Brotscheiben kurz abkühlen lassen und in einem Edelstahl-Mixbecher mit dem Hochleistungs-Pürierstab zerkleinern.
So erhalten Sie ihr eigenes Paniermehl.
Die Kartoffeln schälen, klein schneiden und im Salzwasser ca. 30 Min. kochen.
Das Wasser abschütten und die Hafermilch, die Creola und das Salz zu den Kartoffeln geben.
Die Kartoffeln werden mit einem Stampfer gut verknetet. Die Möhren schälen und in Scheiben schneiden. Den Blumenkohl und den Brokkoli gut waschen und in kleinere Stücke zupfen. Das Gemüse bei geschlossenem Topf ca. 10 Min. kochen lassen. In einer Pfanne das Rapsöl für die Soße erhitzen, das Mehl einstreuen und mit dem Schneebesen einrühren. Das Gemüsewasser und Creola hinzuschütten und zügig einrühren. Die Soße mit Salz abschmecken.
Den Sellerie schälen, in dünne Scheiben schneiden, 2 Min. in kochendes Wasser legen, den Sellerie herausholen und erkalten lassen. Das Eigelb vom Eiweiß trennen und das Eigelb mit Wasser, Creola und Salz verrühren. Die Eigelbmasse auf einen tiefen Teller schütten und auf einen weiteren tiefen Teller geben Sie ihr eigenes Paniermehl. Die Selleriescheiben zuerst in der Eimasse wälzen, dann von beiden Seiten in das Paniermehl drücken. In einer Pfanne das Rapsöl erhitzen und die Selleriescheiben bei kleiner Hitze von beiden Seiten anbraten.

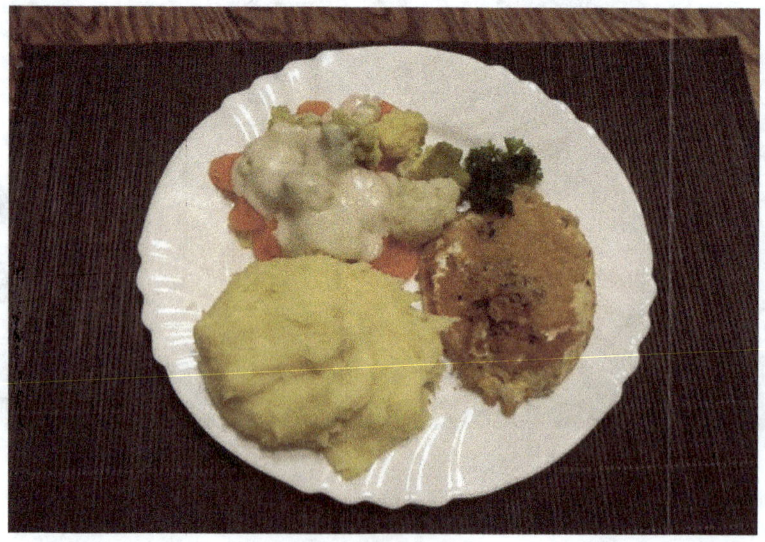

Smoothies

Zutaten Früchte-Smoothie für 4 Personen:

- **300 ml z. B. Bio-Heidelbeersaft**
- **200 ml Creola de Coco**
- **250 g z. B. Heidelbeeren**
- **1 großes Glas Wasser**

Tipp: Wir nehmen wahlweise auch andere histaminarme Früchte, z. B. Weintrauben, Äpfel, Kaki, Brombeeren, Aprikosen, Johannisbeeren, Kirschen, Nektarinen, Pfirsiche.
Bei Verwendung von Fruchtsäften darauf achten, dass keine Zitronensäure enthalten ist.
Wer den Smoothie süßer mag, kann gerne etwas Honig oder Agavendicksaft dazugeben.

Zutaten Power-Smoothie für 4 Personen:

- **80 g Haferflocken und 6 Macadamia-Nüsse**
- **400 ml Creola de Coco und 400 ml Wasser**
- **1 gehäufter El Hanfprotein-Pulver**
- **30 g Agavendicksaft**
- **400 g Heidelbeeren**

Zutaten Kräuter-Smoothie für 4 Personen:

- **1 Bund glatte Petersilie**
- **½ Tl reines Acerolapulver**
- **5 Macadamia-Nüsse, 1 Apfel und ¼ Honigmelone**
- **300 ml Wasser und 10 Eiswürfel**

Zubereitung:

Alle Zutaten im Hochleistungs-Mixer (mit Messer) ca. 2-3 Min. verquirlen.
Eiswürfel bitte immer zuletzt hinzugeben. Als **Tipp** kann man die Smoothies gut gekühlt mitnehmen und diese sind über einige Stunden haltbar.

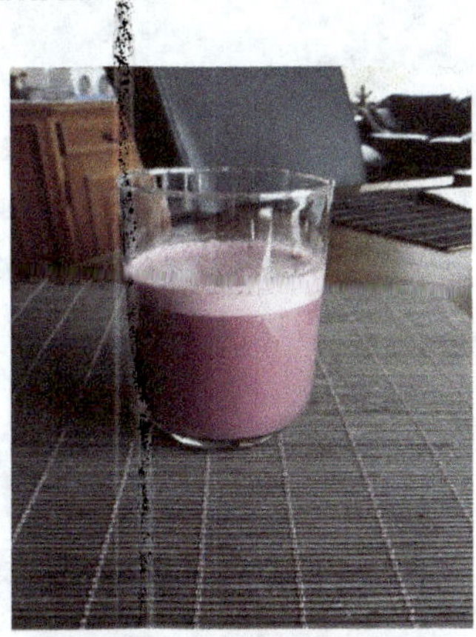

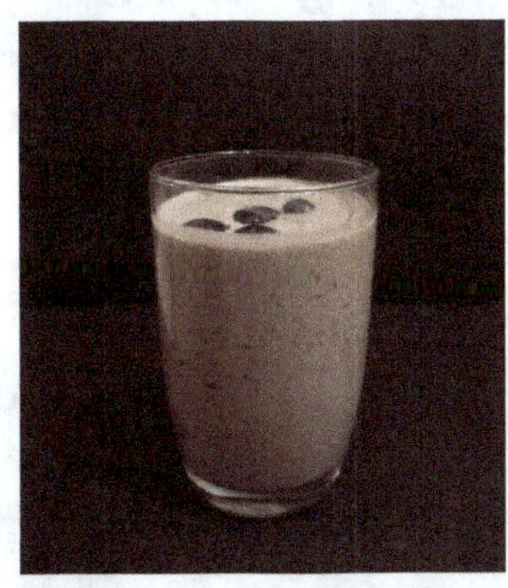

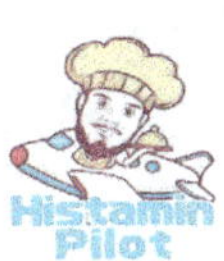

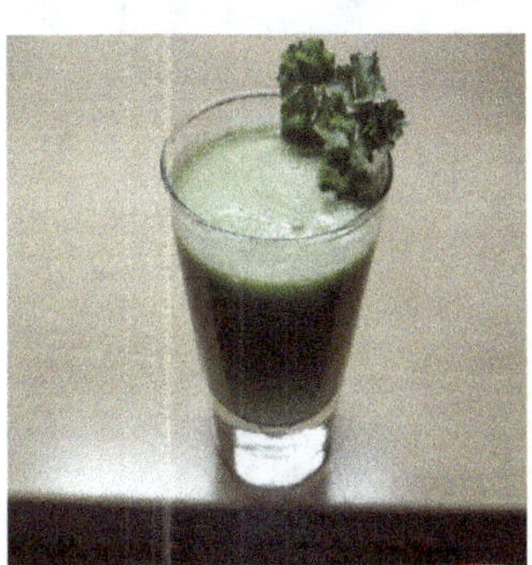

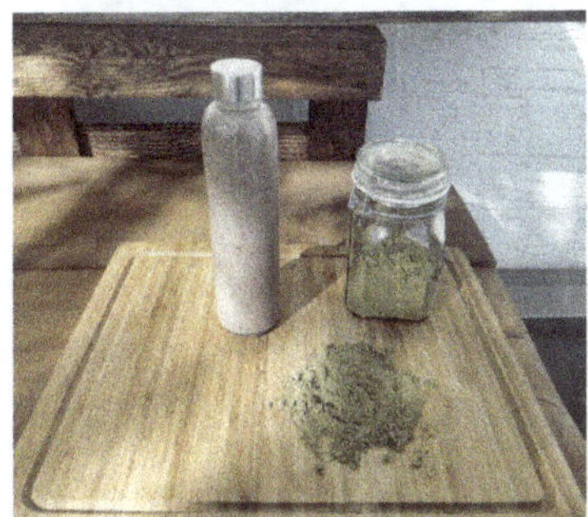

Spaghetti mit Basilikum-Pesto

<u>Zutaten für 4 Personen:</u>
- 500 g Ur-Dinkel – Spaghetti

Pesto:
- 1 großes Bund Basilikum
- 4 Zweige frischer Thymian
- 3 Zweige frischer Oregano
- ½ Tl Salz
- 100 g Bio – Macadamia Nüsse (ohne Schale)
- 200 ml Rapsöl

<u>Zubereitung:</u>

Nudeln al dente kochen. Alle Pesto Zutaten im Hochleistungsmixer verquirlen und über den Nudeln anrichten.

Tipp: Das Pesto eignet sich super für Nudeln, Pizza und als Brotaufstrich.

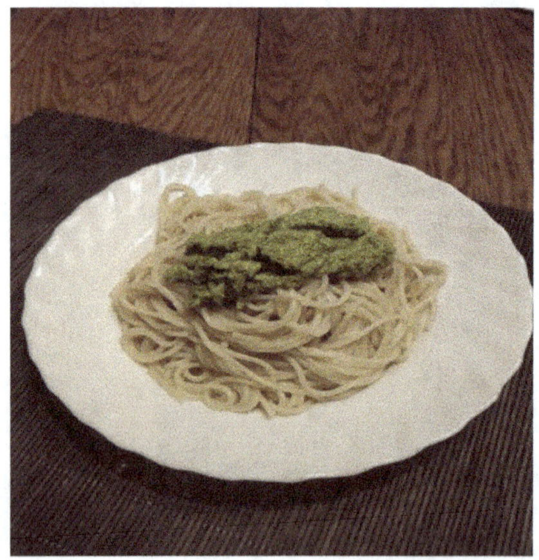
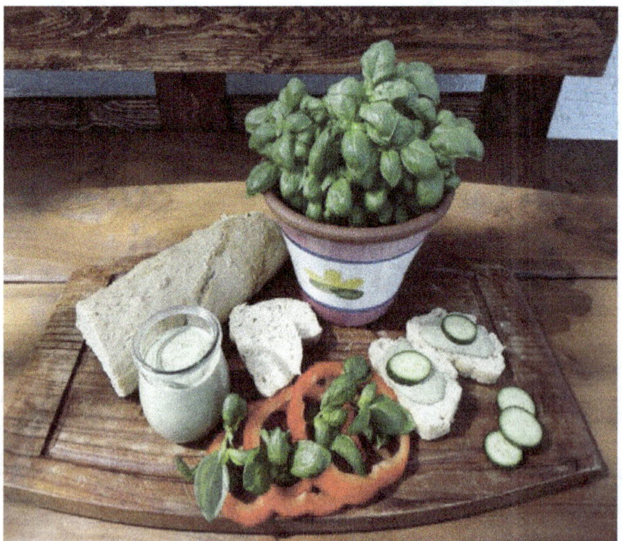

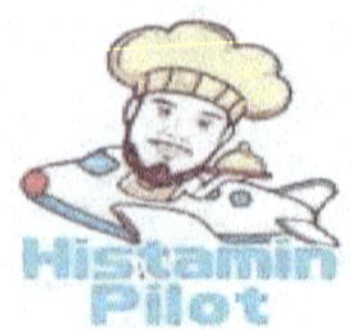

Spargel mit Ei

<u>Zutaten für 4 Personen:</u>
- 1 kg frischer Spargel
- 8 Eier
- 12 kleine Kartoffeln
- 125 ml Creola de Coco
- 2 Tl Salz
- 1 Bund Petersilie
- 5 El Rapsöl
- 4 El Ur-Dinkelmehl Typ 630
- 300 ml Wasser

<u>Zubereitung:</u>
Geschälte Kartoffeln in Salzwasser kochen. Den Spargel schälen und mit 300 ml Wasser 15 Min. kochen. In einer beschichteten Pfanne das Rapsöl erhitzen und das Mehl einrühren.
Vom fertig gekochten Spargel den Sud in die Pfanne mit Mehl und Rapsöl schütten und zügig unterrühren. Die Soße mit Salz abschmecken. Die Eier kochen, pellen, das Eigelb herausholen und auf dem Teller mit den anderen Zutaten anrichten.
Das Gericht mit reichlich Petersilie dekorieren.

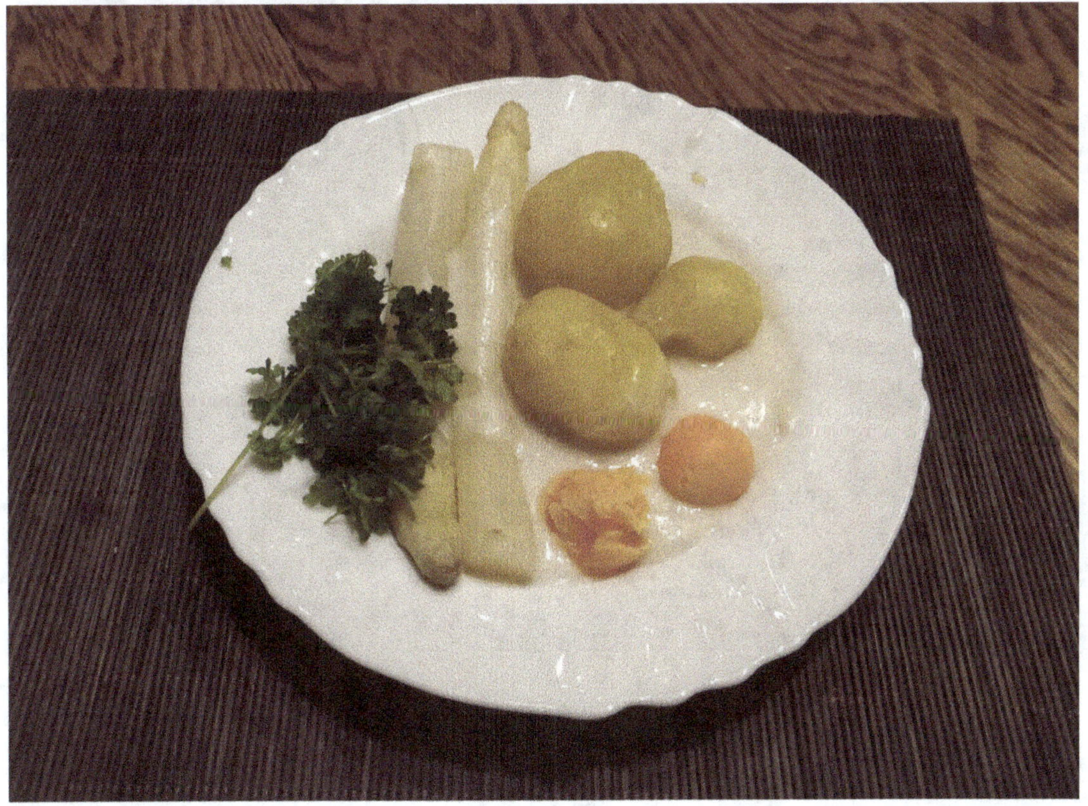

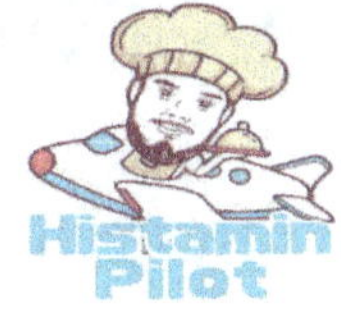

Spargelsalat mit Verjus – Dressing

<u>Zutaten für 4 Personen:</u>
- 1 Bio Mini-Gurke
- 7 Bio-Babymöhren
- 80 g Mais
- ½ Bund grüner Spargel

<u>Soße:</u>
- 50 ml Rapsöl
- 8 Paranüsse
- 1/4 Bund Petersilie und 1/3 Bund Basilikum
- 30 ml Verjus und 1 Tl Salz

<u>Zubereitung</u>: Für die Soße alle Zutaten im Hochleistungsmixer zerkleinern und abschmecken.
Die Gurke waschen und in Würfel schneiden. Die Möhren schälen und in feine Scheiben schneiden.
Den Spargel großzügig am unteren Ende abschneiden, gut waschen und ebenfalls in Scheiben
schneiden. Das Gemüse, einschließlich dem Mais und der Soße, in einer Schüssel vermengen.
Die Soße kann so einige Minuten vor dem Verzehr ihren Geschmack mit dem Gemüse entfalten.

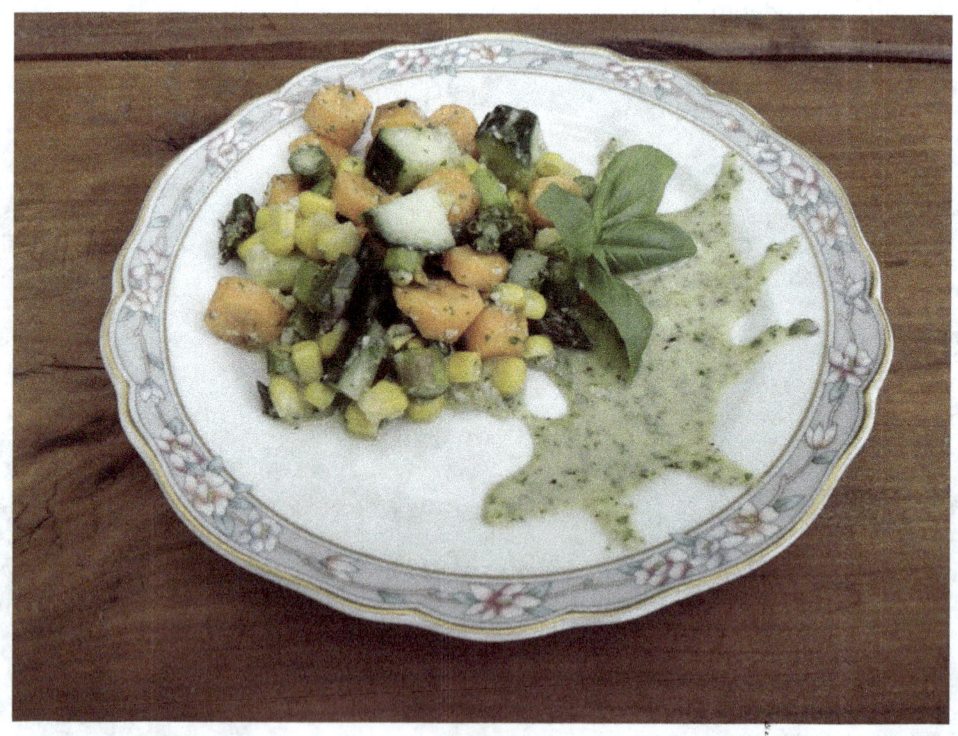

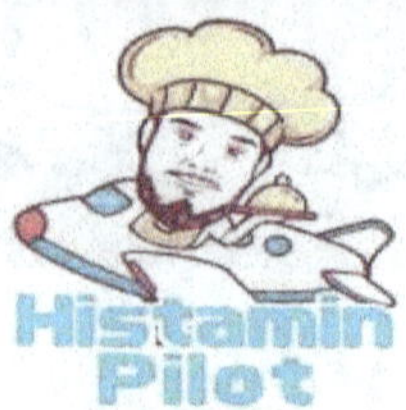

Spargel-Suppe

Zutaten für 4 Teller:
- 600 g Spargel
- 1200 ml Wasser
- 300 ml Creola de Coco
- 3 gehäufte El Urdinkelmehl Typ 630 und 2 gestrichene Tl Salz
- 5 El Rapsöl und etwas Petersilie zur Dekoration

Zubereitung: Wasser und Salz erhitzen. Den Spargel waschen, schälen und ungefähr 3 cm der Spitzen abschneiden und zur Seite stellen. Die Spargelenden in große Stücke schneiden und in heißes Wasser geben. Den Spargel 15 Min. köcheln lassen und pürieren. In einem weiteren Topf das Öl erhitzen, das Mehl einrühren und mit dem Spargelsud ablöschen. Die Creola hineinrühren, die Spargelspitzen hinzugeben und kurz aufkochen lassen.

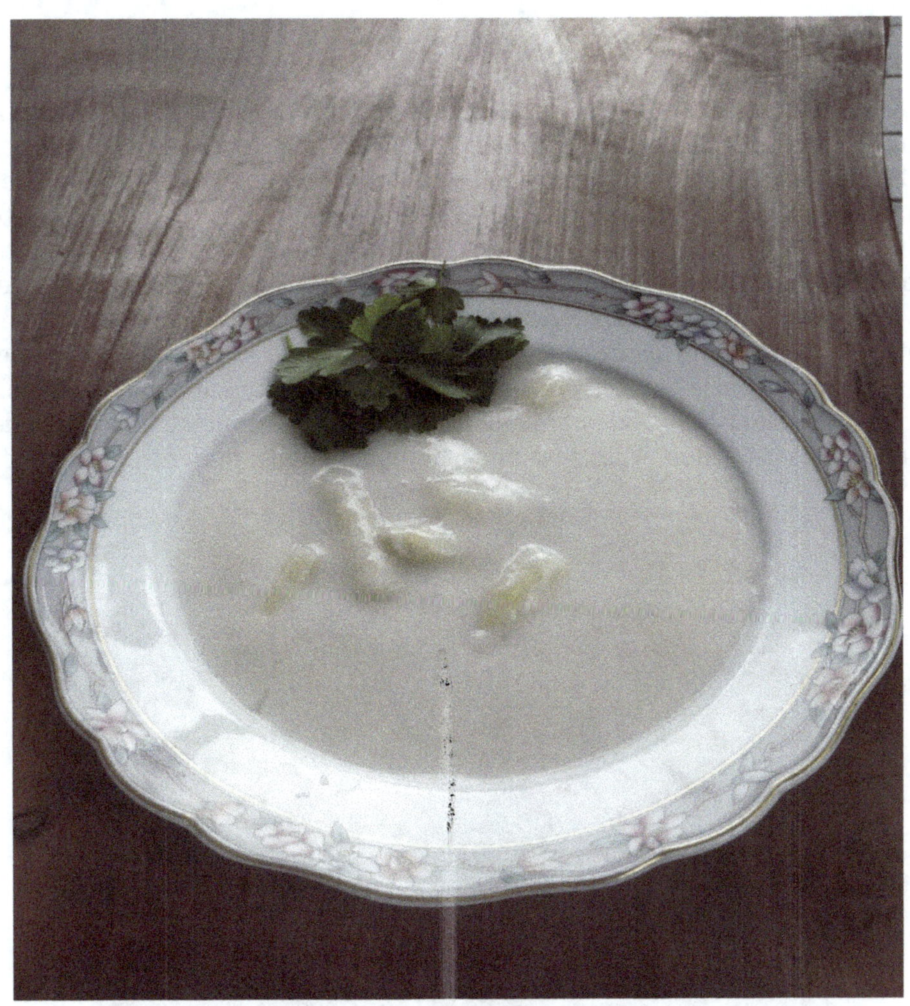

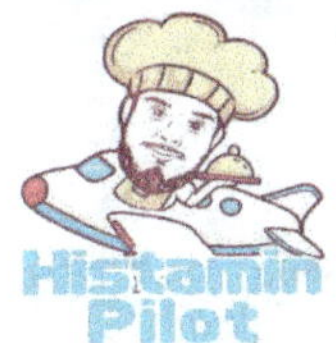

Südsee trifft Rote Bete

<u>Zutaten für 3 Personen:</u>
Bratkartoffeln
- 1,2 kg Kartoffeln festkochend
- 2 El Kokosöl
- 1 Tl Kurkuma, 1 Tl Salz und 1 Tl Paprikapulver edelsüß

Rote Bete
- 700 g Rote Bete
- 2 El Kokosöl
- 1 Zimtstange
- 1 gehäufter Tl „echter Kümmel" (Samen)
- 1 Tl Paprikapulver edelsüß, 1 Tl Salz
- 200 ml Gemüsebrühe und 1 Dose Kokosmilch (400 ml)
- 2 El Speisestärke und etwas kaltes Wasser

Dekoration
- etwas Petersilie

<u>Zubereitung:</u>Kartoffeln und Rote Bete waschen und mit Schale ca. 20 Min. bissfest kochen. Die noch warmen Kartoffeln schälen und in Scheiben schneiden. Die Rote Bete ebenfalls schälen, in Scheiben und danach in dicke Streifen schneiden. Für die Zubereitung der Rote Bete Soße die Zimtstange und den Kümmel in dem Kokosöl 3 Min. erhitzen. Das Fett durch ein hitzebeständiges Sieb filtern, in einem Topf auffangen und mit der Gemüsebrühe und der Kokoscrème ablöschen. Die Speisestärke mit etwas Wasser verrühren, mit einem Schneebesen unter die Gemüsebrühe rühren. Alles kurz aufkochen lassen und etwas Salz und Paprikapulver unterrühren. Vorsichtig die Rote Bete unter die Kokoscrème mengen. Für die Zubereitung der Bratkartoffeln in einer großen beschichteten Bratpfanne das Kokosfett erhitzen und die Kartoffeln goldbraun anbraten. Anschließend mit Kurkuma, Salz und Paprika würzen und durch vorsichtiges wenden der Kartoffeln die Gewürze verteilen. Alles zusammen auf einem Teller anrichten und mit der Petersilie dekorieren.

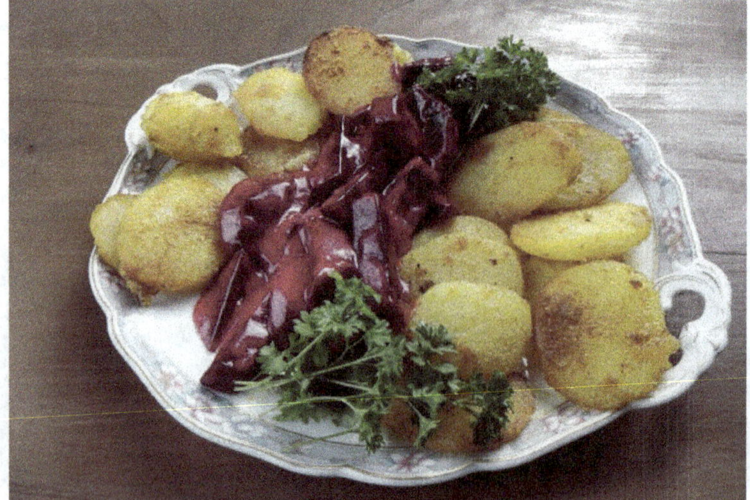

Super-Pizza mit Huhn

Grundrezept: Pizzaboden und Pizzasoße siehe Paprika-Pizza

Zutaten für den Pizzabelag:
- 400 g Hühnerbrust
- 4 Paprika und 1 weiße Zwiebel
- je 1 Tl Oregano, Basilikum, Thymian
- ½ Tl Paprika-Pulver edelsüß und ½ Tl Salz
- 100 ml Rapsöl

Zubereitung:

Für den Belag wird zusätzlich 400 g Hühnerbrust klein geschnitten und angebraten.
Dann klein geschnittene Paprika und eine gewürfelte weiße Zwiebel hinzugeben und kurz alles
weiter garen lassen. Alle Zutaten würzen. Auf dem hergestellten Pizzaboden geben Sie die
Pizzasoße und darauf den Pizzabelag.

Als Topping rühren Sie jetzt eine Bechamelsoße an.
Zutaten:
- 6 El Rapsöl
- 4 El (gestrichen) Ur-Dinkelmehl Typ 630
- 125 ml Creola de Coco
- 300 ml Gemüsebrühe und 1 Tl Salz

Zubereitung:

Das Öl erhitzen, Mehl einrühren und kurz anschwitzen lassen. Dann mit Brühe und Creola de Coco
ablöschen und würzen. Die Soße dann auf mehrere Stellen der Pizza verteilen. Die Pizza bei 150°C
im vorgeheizten Backofen 20 Min. backen (Umluft). Fertig ist die Super-Pizza.

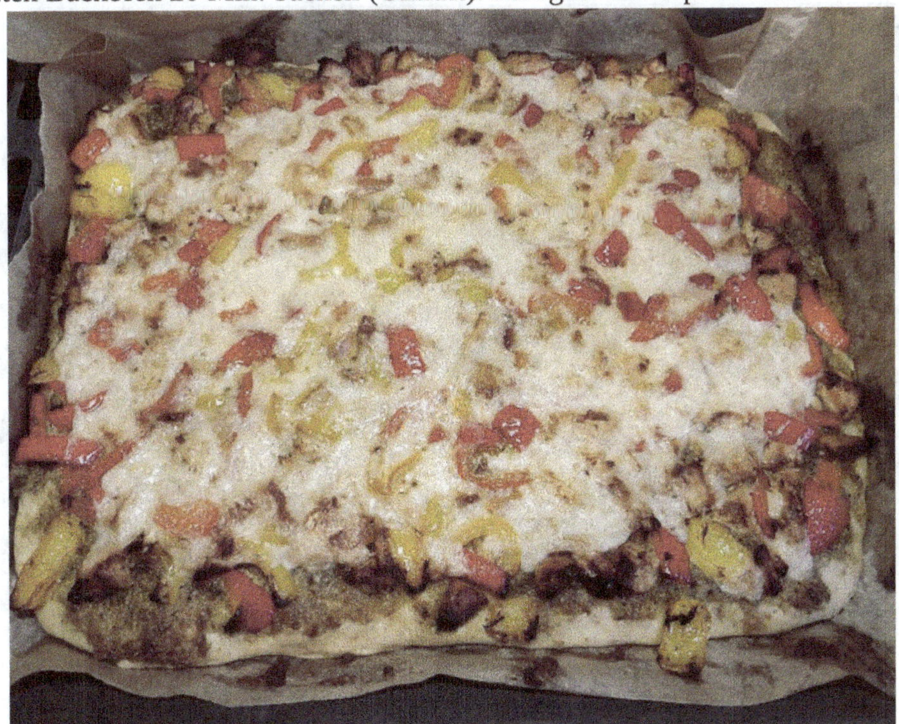

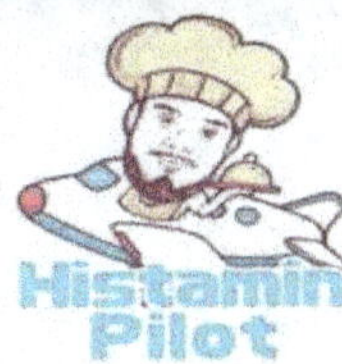

Sweeties to go

<u>Müsli:</u>
- Maisflakes
- Haferflocken
- Dinkelpops aus Ur-Dinkelmehl
- Macadamianüsse, Paranüsse und Pistazien (gehackt)
- Korinthen, ungeschwefelt, in Rapsöl
- frische Früchte, z. B. Blaubeeren, Weintrauben
- Trockenobst, z. B. Datteln, Aprikosen (klein geschnitten)
- Topping: Creola de Coco im Mischungsverhältnis mit Wasser 1:8
- Süßungsmittel: Honig oder Agavendicksaft

<u>Hanfkekse:</u>
- 250 g Ur-Dinkelmehl Typ 1050
- 100 g Rohrohrzucker
- 80 ml Rapsöl und 80 ml Sprudelwasser
- je 1 gestrichener Tl Zimt und Acerolapulver
- je 1 gut gehäufter El Hanfsamen geschält und Hanfproteinpulver
- 1 Prise Salz und 1 gestrichener Tl Weinsteinbackpulver

<u>Zubereitung</u>: Mehl, Zucker, Zimt, Acerola, Hanfsamen, Hanfprotein, Salz und Backpulver mit der Hand mischen. Öl und Wasser hinzufügen und kurz durchkneten. Auf einer mit Mehl bestreuten Arbeitsfläche den Teig platt drücken und mit einem Plätzchenförmchen ausstechen. Falls der Teig zu sehr klebt, bitte etwas mit Mehl bestäuben. Die Keksteichstücke auf ein mit Backpapier belegtes Backblech geben und bei 180 °C Umluft für 12 Min. in den vorgeheizten Ofen schieben.
Die fertigen Plätzchen auf einem Rost auskühlen lassen.

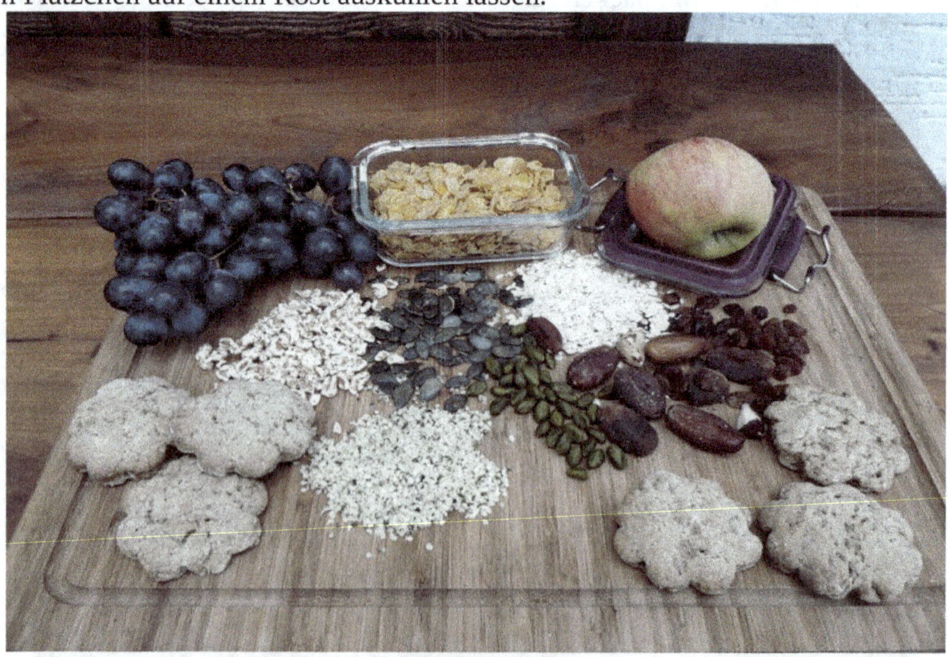

Valentinstorte

<u>Zutaten:</u>
Boden
- 200 g Urdinkelmehl
- 60 ml Rapsöl
- 100g Rohrohrzucker und 1 Päckchen Weinsteinbackpulver
- 80 ml Sprudel mit viel Kohlensäure

Crème und Guss
- 800 ml Creola de Coco und 80 g Rohrohrzucker
- 1 Glas Sauerkirschen 560g (Kirschen, Rohrohrzucker, Wasser => Biomarkt)
- 3 Blatt Gelantine=> Guss und 7 Blatt Gelantine=> Crème

Deko
- 400 ml Creola aus der Dose gut gekühlt
- 2 El Agavendicksaft

<u>Zubereitung:</u> Für den Boden das Mehl, den Zucker und das Backpulver gut vermengen. Mit den Händen das Öl und den Sprudel kuz unterkneten. Den recht festen Teig auf den Boden einer mit Backpapier ausgelegten 28 cm großen Spingform drücken. Verwenden Sie ein großes rund ausgeschnittenes Stück Backpapier, das fast bis zum Formrand reicht. Damit später nicht der Guss auslaufen kann. Den Boden in einen vorgeheißten Backofen bei 150°C Umluft 25 Minuten backen. Den Boden gut auskühlen lassen. Für die Crème Creola de Coco mit dem Zucker und 2 El. des Kirschwassers aus dem Glas verrühren. Die 7 Blatt Gelantine nacheinander in eine Schüssel mit kaltem Wasser einlegen und 5 Minuten quellen lassen. Die Gelantine dann leicht ausdrücken und in einem kleinen Topf vorsichtig unter Rühren erwärmen, bis diese sich auflöst. Den Topf vom Herd nehmen, etwas der Crème in den Topf füllen und gut verrühren. Nochmal ein wenig der Crème in den Topf geben und wieder verrühren, dann die Crème im Topf zur Crème in die Schüssel geben. Das ist wichtig, damit keine Klümpchen entstehen.Wichtig: die Gelantine darf nicht zu lange einweichen oder über 80°C erhitzt werden, sonst verliert sie die Bindefähigkeit. Die Sauerkirschen gut abtropfen lassen und das Kirschwasser auffangen. Die Kirschen unter die Crème heben und die Crème dann auf den Totenboden geben und für 4 Stunden kalt stellen. Nun die restliche Gelantine einweichen, ausdrücken, erwärmen, zweimal wenig Kirschwasser unter Rühren zugeben, dann mit dem ganzen Wasser ca 250 ml verrühren und den Guss kurz erkalten lassen. Den Guss über der Totencrème verteilen. Nach weiteren 2 Stunden für die Dekoration die feste Crème aus der Creola Dose mit dem Agavendicksaft cremig rühren, in eine Spritztüte füllen und die Tote verzieren.

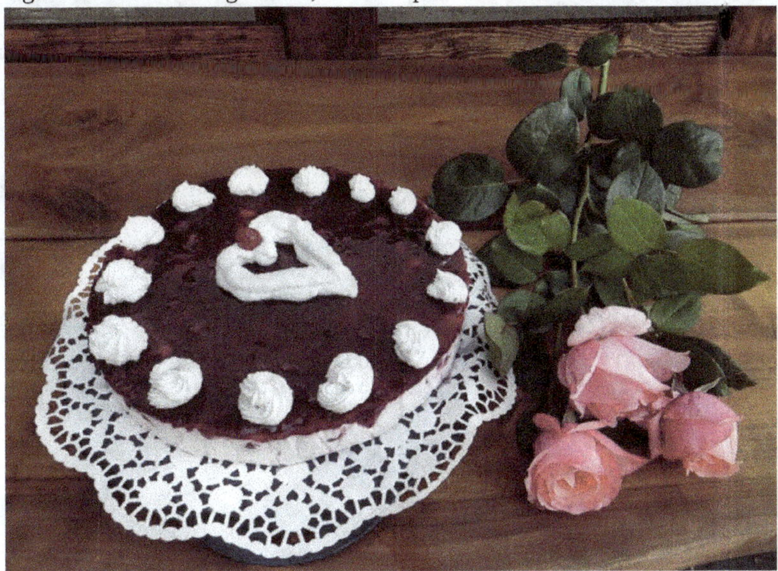

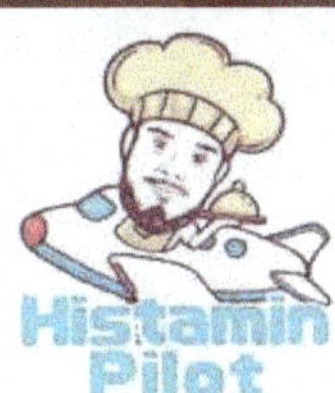

Vegane Grillplatte

Für die Grillplatte eignen sich prima Folienkartoffeln, grüner Spargel, Süßkartoffeln-Spieße, Möhren oder Maiskolben.

Die Möhren und der Spargel werden geputzt, kurz blanchiert, ggf. mit Kräuteröl eingerieben und gegrillt. Die Kartoffeln und der Mais werden in Alu-Folie eingewickelt, 40 Min. im Umluft-Backofen bei 150 °C vorgegart und dann nur noch kurz auf den Grill gelegt. Die Süßkartoffel-Spieße bestehen aus Süßkartoffeln, roter und gelber Paprika. Die Kartoffeln werden ebenfalls für 5 Min. blanchiert und abwechselnd mit der Paprika auf die Spieße gesteckt. Die Spieße haben wir mit Kräuteröl bestrichen. Unser Kräuteröl besteht aus Rapsöl, Salz, Thymian, Basilikum, Petersilie, Paprikapulver edelsüß, das im Mixer püriert wird.

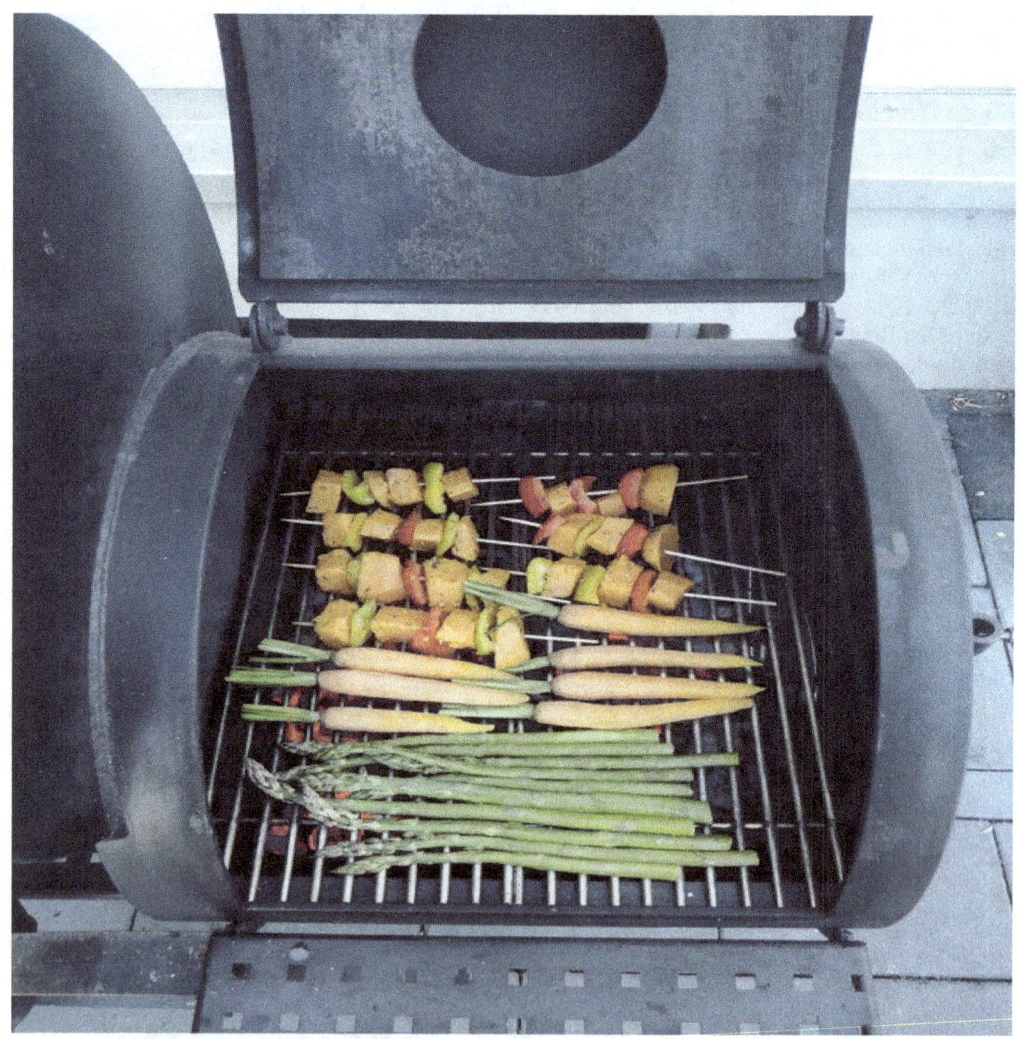

Dressingempfehlung zur veganen Grillplatte

Verjus-Dressing, siehe Rezept Spargelsalat.

Ein Kartoffel-Topping, das heiß oder kalt gegessen werden kann, ist schnell zubereitet.
Kartoffel-Topping: 50 ml Rapsöl, 3 El Urdinkelmehl, 200 ml Gemüsebrühe, 200 ml Creola de
Coco, 1 Tl Salz, 1 Tl italienische Kräuter von z. B. Firma Sonnentor. Das Rapsöl erhitzen, zuerst
die Kräuter und dann das Mehl einstreuen. Die Brühe und Creola zügig unterrühren und mit Salz
abschmecken.

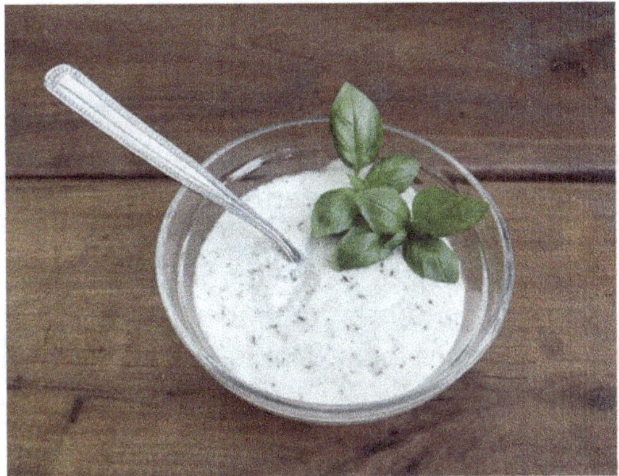 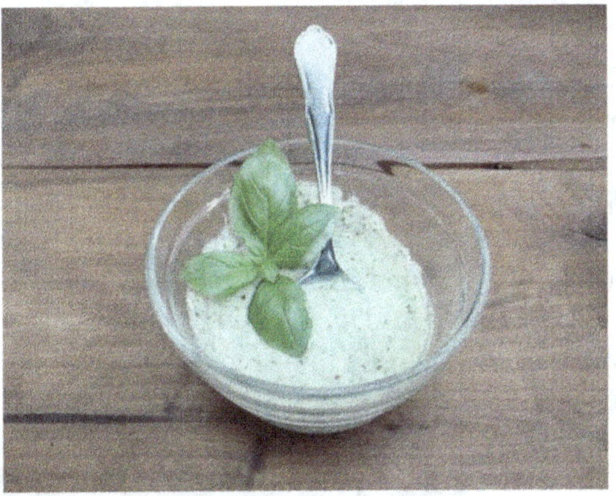

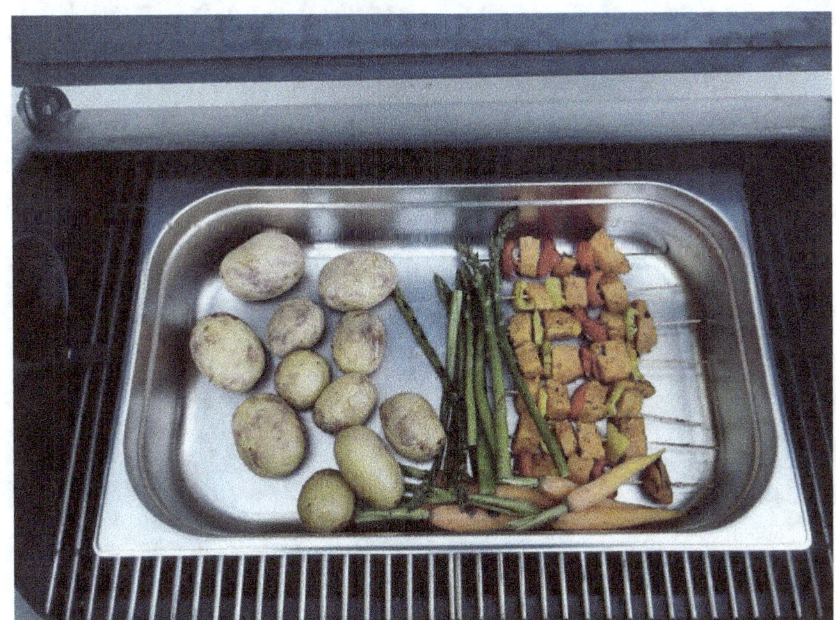

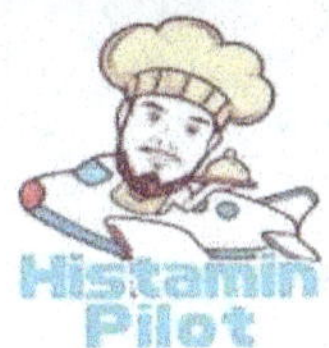

Vegane Hirse-Bratlinge

<u>Zutaten für 4 Personen:</u>
- 100 g Möhren
- 150 g (Trockengewicht) Hirse
- 300 ml Gemüsebrühe
- 8 gehäufte El Semmelbrösel und 3 gehäufte El Mehl Typ 630
- 1 rote Bio – Paprika
- 100 ml Creola de Coca
- ½ Bund Petersilie und 1 Messerspitze echter Kümmel
- ½ Tl Salz und ½ Tl Paprikapulver edelsüß
- Rapsöl zum Braten

<u>Zubereitung</u>: Die Hirse waschen und in 300 ml Gemüsebrühe 10 Min. bei kleiner Hitze köcheln lassen, bis die Hirse die Flüssigkeit aufgesogen hat. Die Paprika säubern und entkernen. Dann die Paprika mit Creola, gewaschener Petersilie, Salz, Paprikapulver und Kümmel im Hochleistungs-Mixer zerkleinern. Die Möhre waschen, schälen und auf einer Reibe fein zerreiben.
Die Paprikamasse zu der Hirse geben, die Semmelbrösel, Möhren und das Mehl vermengen. Reichlich Öl in einer beschichteten Pfanne erhitzen. Den Hirseteig zu Bällchen rollen und in der Hand flachdrücken. Die Bratlinge bei mittlerer Hitze von beiden Seiten goldbraun backen.
Tipp: Wer etwas Soße über die Beilage geben möchte, kann etwas mehr Paprika-Creola Dressing anrühren.

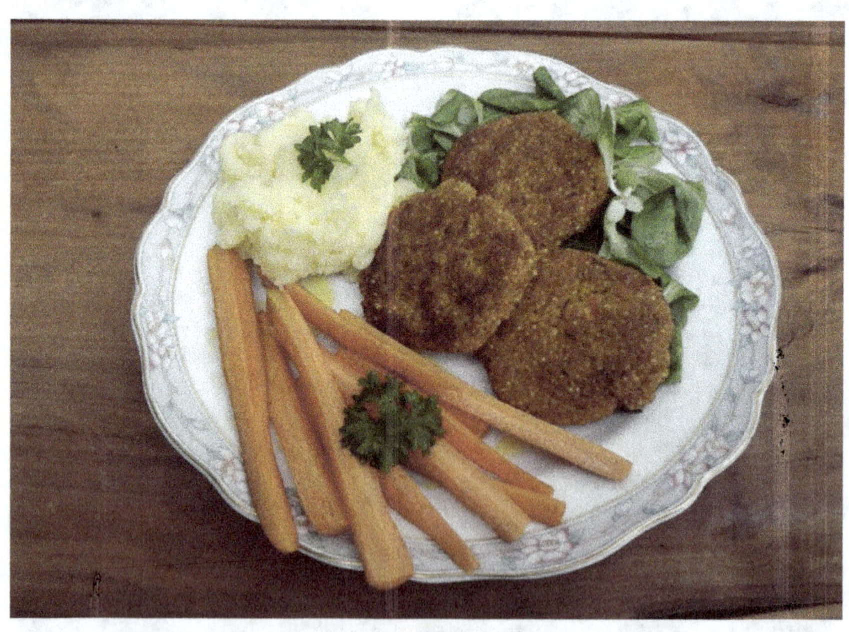

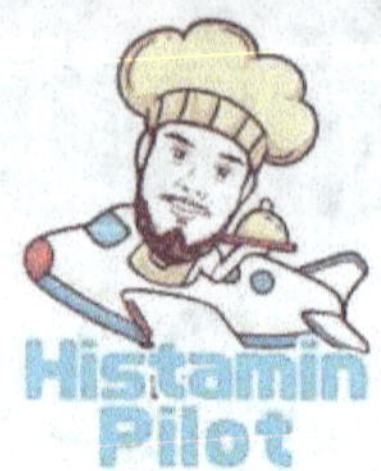

Vegane Spaghetti-Bolognese

Zutaten für 3 Personen:
- 250 g Urdinkel-Spaghetti
- 2 große rote Bio-Paprika
- 50 g Macadamianüsse
- ½ Bund Petersilie und 1 Hand voll frischer Basilikum
- 1 Tl Salz und 1 Tl Paprikapulver edelsüß
- 1 Tl Kräuter der Provence (Oregano, Thymian, Basilikum, Rosmarin)
- 60 ml Rapsöl zum Anbraten
- 2 mittelgroße Bio-Möhren
- 100 ml Gemüsebrühe

Zubereitung: Die Nudeln nach Packungsanleitung bissfest kochen. Die Möhren waschen, schälen und in Scheiben schneiden. Die Paprika waschen, entkernen und in Streifen schneiden. Für die Soße werden folgende Zutaten im Mixer fein zerhäckselt: Gemüsebrühe, Macadamianüsse, die Hälfte der Paprikastücke, Petersilie, Basilikum, Salz und Paprikapulver. Die fertigen Nudeln gut abtropfen lassen. Das Fett in einer großen beschichteten Pfanne erhitzen, die Nudeln dazugeben und unter mehrfachen Wenden anbraten lassen. Wenn die Nudeln leicht Farbe annehmen, die Möhren und Paprikastücke dazugeben und 5 Min. mitgaren lassen. Die fertige Soße darübergießen und einreduzieren lassen. Zum Schluß die Kräuter der Provence zwischen den Fingern zerreiben und über das Gericht streuen.

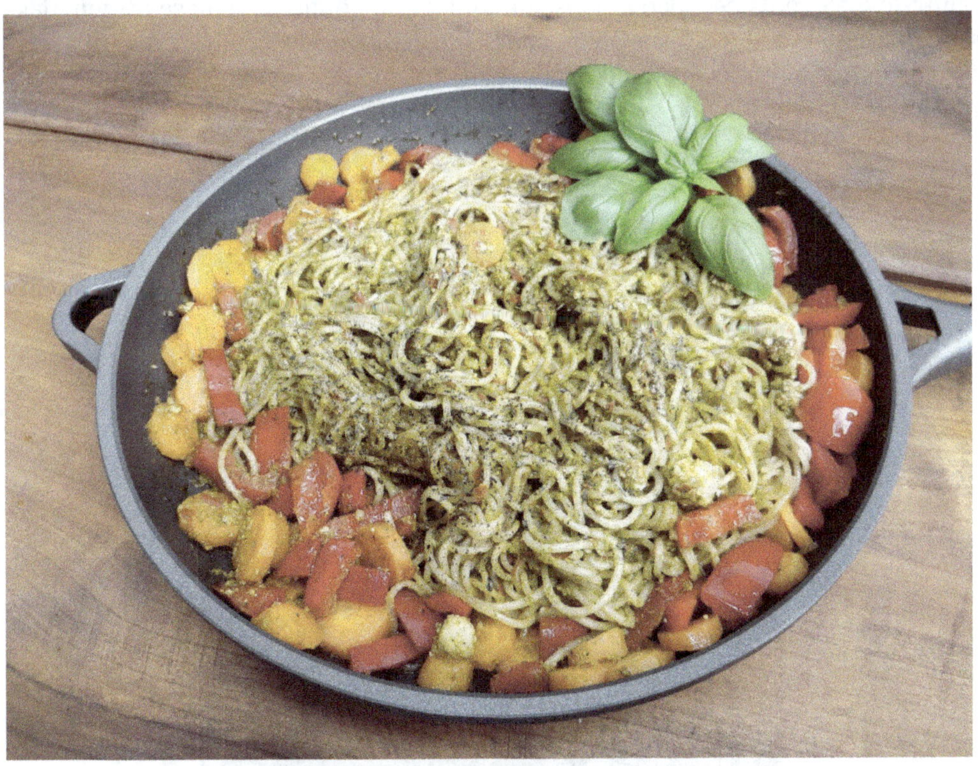

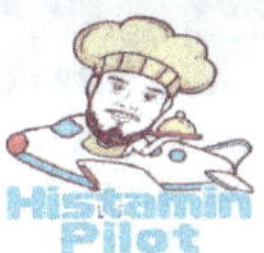

Waffeln und Crème-Topping

<u>Zutaten für 5 Waffeln:</u>
- 220 g Ur-Dinkelmehl Typ 630
- 1 gehäufter Tl Weinsteinbackpulver
- 1 Prise Salz und 80 g Rohrohrzucker
- 110 ml Sprudelwasser
- 100 ml Creola de Coco
- 100 ml Rapsöl
- 4 Eigelb Größe M
- Rapsöl zum Einfetten des Waffeleisens

<u>Zubereitung:</u>
Das Mehl mit dem Salz und dem Backpulver gut vermischen. Das sorgfältig vom Eiweiß getrennte Eigelb zu dem Mehl in die Schüssel geben. Mit einem Schneebesen den Sprudel, die Creola und das Rapsöl mit allen Zutaten kurz und zügig vermengen. Das Waffeleisen auf kleinster Stufe vorheizen. Die Waffeleisenflächen mit einem dafür geeigneten Pinsel mit Rapsöl bestreichen. 2 gehäufte El des Teiges auf die untere Hälfte des Waffeleisens geben und etwas verteilen. Das Waffeleisen schließen. Bitte aufpassen, die Waffeln sind in 1-2 Min. fertig. Die Waffeln mit 2 Gabeln von dem Waffeleisen nehmen und auf ein Rost zum Abkühlen legen. Die Waffeln lassen sich prima einfrieren und im Toaster wieder auftauen. Bitte bedenken Sie, dass alles zügig verarbeitet werden muss und die Waffeln auch direkt nach der Zubereitung gegessen werden sollten. Auf unserem Bild wurden die Waffeln mit Creola und Früchten serviert.
Tipp 1: Wenn Sie die Creola de Coco in Dosen kühl lagern, können Sie diese öffnen, das Kokoswasser abschütten und die feste Creme als Sahneersatz verwenden.
Tipp 2: Tiefgefrorene Sauerkirschen und angefrorene Creola de Coco mit Agavendicksaft im Hochleistungsmixer verquirlen und schon haben Sie ein prima Kirscheis als Topping für die Waffeln.

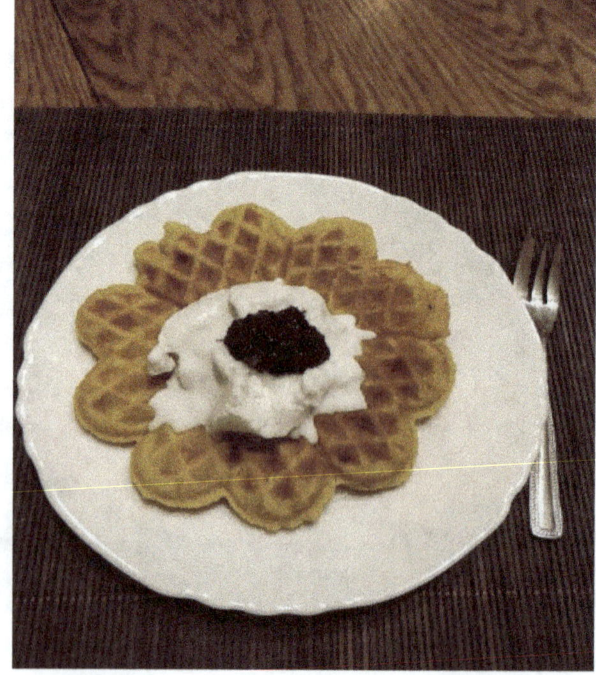

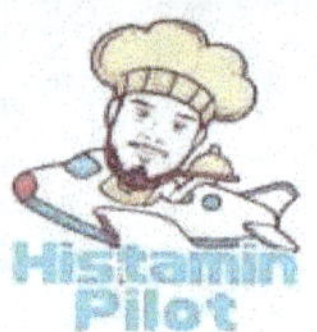

Zucchini meets Paprika

<u>Zutaten für 4 Personen:</u>
- 2 Zucchini und 1 große rote Paprika
- ¼ Bund Basilikum, 1 Tl Paprikapulver, ½ Tl Thymianpulver, ½ Tl Basilikumpulver
- 1 Tl Salz zum Würzen
- 6 Paranüsse
- 300 ml Gemüsebrühe
- 60 ml Rapsöl für die Soße und 30 ml für die Paprika zum Anbraten
- 2 gestrichene El Ur-Dinkelmehl, Typ 630
- 100 ml Creola de Coco
- 300 g Oryza-Reis, 1 Liter Wasser und 1 Tl Salz zum Kochen

<u>Zubereitung</u>: Die Paprika waschen, entkernen und in Streifen schneiden. Die Hälfte der Paprika in dem Rapsöl erhitzen, die Nüsse dazugeben und kurz anbraten. Das Mehl einrühren und mit der Brühe ablöschen. Creola und die Gewürze unterrühren. Das Basilikum zur Dekoration aufheben. Die Soße mit einem Pürierstab pürieren. Die Zucchini waschen, halbieren und mit einem kleinen Teelöffel ein wenig aus der Mitte aushöhlen. In einer Pfanne etwas Öl erhitzen, die Paprika hinzugeben, 5 Min. anbraten und dann das restliche Zucchini-Mus unterrühren. Die Pfanne vom Herd nehmen, eine Kelle der angerührten Soße unter das Paprika-Zucchini rühren. Die einzelnen Zucchini Hälften mit dem Paprika-Zucchini-Gemüse füllen, auf ein mit Backpapier ausgelegtes Backblech legen und bei 180°C Umluft 10 Min. backen und weitere 8 Min. bei Unterhitze garen. In der Zeit den Reis kochen. Alles zusammen anrichten und mit Basilikum dekorieren.

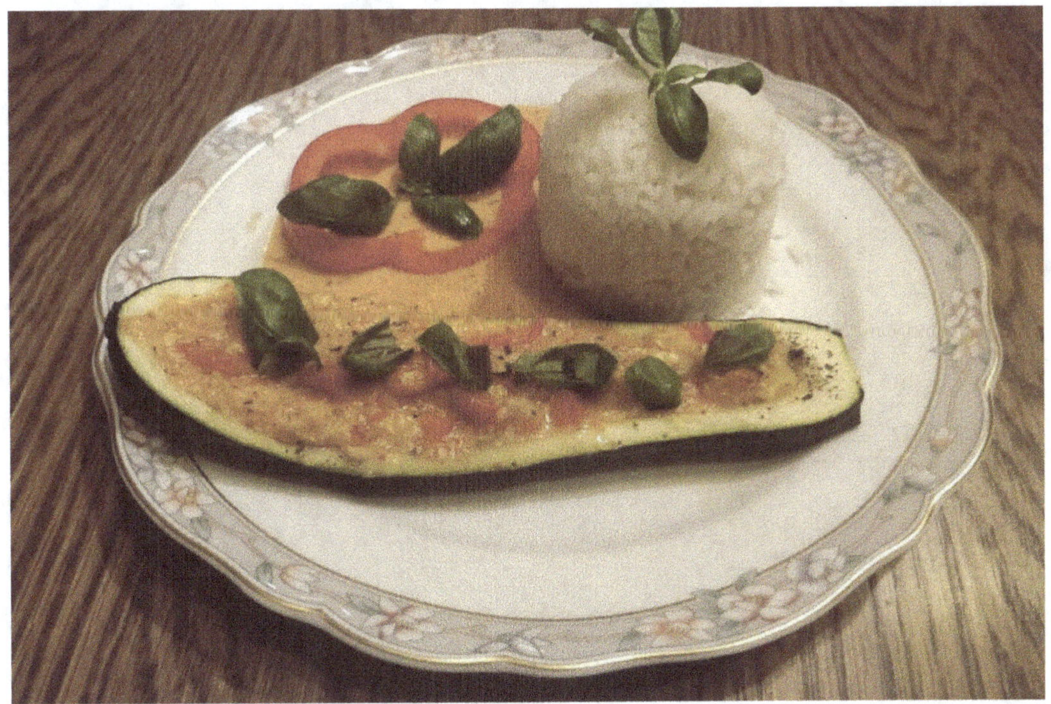

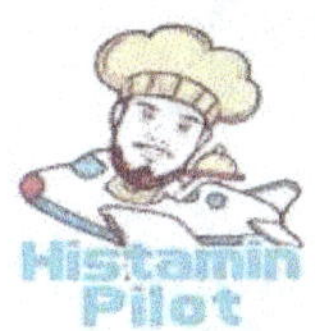